100年歯を失わない生き方

3万人以上を診た
世界的スーパードクターが教える
歯の新常識

歯学博士・小峰歯科医院理事長
小峰一雄

SOGO HOREI PUBLISHING CO., LTD

はじめに

削らなくても、むし歯は九〇パーセント治る！


本書を手にとってくださり、ありがとうございます。

私は埼玉県の小さな町で歯科医院を営んでいる、小峰一雄《こみねかずお》と申します。


突然ですが、みなさんはむし歯になったらどうしますか？

「歯医者さんに行って治してもらおう」

多くの人はまずそう考えるはずです。

ところが、それが大きな間違いなのです。にわかに信じられないと思いますが、**歯科医院に行くことで、ほとんどの人がむし歯をさらに悪化させています。**

一般的な歯科医師が行なう治療は、主に次の三つです。

①削る
②抜く
③神経を抜く

くわしくは本書で説明していきますが、結論から言うと、これらの治療は一切受けてはいけません。むし歯がさらに悪化し、とり返しのつかないことになります。

「削るな、抜くな、神経を抜くな」

この言葉をぜひ、頭に入れておいてください。従来の歯科医療は、すでに時代遅れであることを、まず認識していただきたいと思います。


では、私は歯科医師として、患者さんにどんな治療を行なっているのか。

いくつかありますが、もっとも大きな柱は**「食生活の改善」**です。

「食事を変えただけで、本当にむし歯が治るの？」

そう不思議に思った方もいらっしゃるでしょう。しかし現実に、この治療を二〇年ほど前に始めてから、**九〇パーセントの患者さんのむし歯が治っています。**

もちろん、再発もほとんどありません。なぜなら私の治療は「根治療法」であり、一般的な歯科医師が行なっている「対症療法」とは別物だからです。

つまり、むし歯という「症状」（痛みなど）に対してアプローチをするのではなく、むし歯になってしまったそもそもの「原因」に対してアプローチをする。それが私の基本的な治療方針です。

驚かれるかもしれませんが、治るのはむし歯だけではありません。こちらもくわしくは本書で説明しますが、**多くの全身の病気が治り、なおかつその予防にもなるのです**。

なぜなら、むし歯はあらゆる病気の引き金になることが多いからです。また、病気の予兆（未病と呼ばれる状態）を教えてくれるサインでもあります。私のむし歯治療は、結果的にですが、全身の健康にもつながるのです。

実際、私の歯科医院にはこんな喜びの声が数多く寄せられています。

「ほかの歯科医院で『神経を抜かないとだめ』と言われたむし歯が、すっかり元通りになりました。信じられません！」
「二年も病院に通い続けたむし歯が、先生のたった一回の治療で治りました！」
「食生活の改善だけで、医者から見放されていたがんが消えました！」
「先生の食事指導のおかげで、学校の成績がトップになりました！」

これらはほんの一部にすぎません。

そんな私の削らない、抜かない治療法は、おかげさまで口コミで注目を集め、二〇一一年にはテレビ番組『これが世界のスーパードクター』二〇一一年三月二二日放映（TBS）にも出演しました。その後も新聞、雑誌をはじめ、さまざまなメディアでとり上げていただいています。

その結果、患者さんが北は北海道から南は沖縄まで、日本全国からお越しくださるようになりました。現在では、米国やスウェーデンなど、海外からも患者さんがお越しくださっています。

カンボジア、ラオス、ベトナムなどの国々からは、「先生の治療を広めてほしい」

との依頼もいただきました。現在は年に数回、現地を訪れ、正しい歯科医療の普及に飛び回っています。

私の治療法に賛同してくださる歯科医師も、少しずつですが増えてきました。この調子で賛同者が増えていけば、遠くない将来、いまの歯科医療を完全にひっくり返すことができると、私は心の底から信じています。

しかし、ここまでお話ししても、まだ信じられない方もいらっしゃるでしょう。仕方のないことです。なぜなら教育やメディアによって刷り込まれた「常識」は、簡単にはくつがえすことができないからです。

私は本書で、その「洗脳」をひとつずつ解いていきたいと考えています。

本書がみなさんの人生を変えるきっかけになれば幸いです。

どうぞ、最後までおつき合いください。

Contents

第1章 むし歯は削らなくても治る

第2章 多くの病気はむし歯が原因

第3章

歯も身体も元気になる生活習慣

第4章

「生活の質」は歯で決まる

編集協力　石井晶穂
ブックデザイン・イラスト　和全（Studio Wazen）
DTP　横内俊彦

第1章

むし歯は削らなくても治る

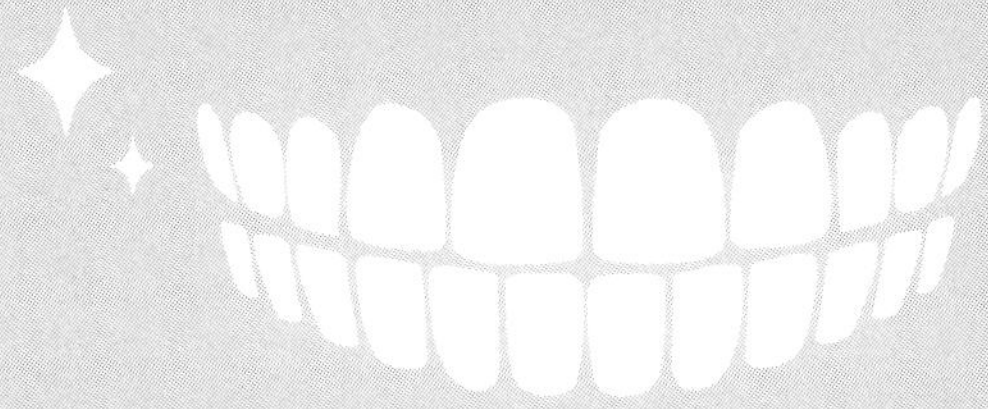

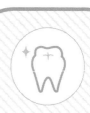

「自然治癒力」がむし歯を治す

人間はもちろん、すべての生き物には本来、「自然治癒力」というすごい力が備わっています。

わかりやすい例では、風邪をひいて熱が出るのも自然治癒力のひとつです。

風邪は、ウイルスが鼻やのどに感染することが原因です。そしてウイルスは、熱に弱い特性を持っています。そこで、身体がウイルスの活動を抑えようとして体温を上げるのです。

当然ですが、このとき私たちは「体温を上げよう」とは意識していません。まさに自然に、身体を治癒しようという力が働くのです。人体の不思議なメカニズムと言えます。

最近では広く知られるようになりましたが、このときに解熱剤を飲んではいけません。熱を下げたら、ウイルスを退治することができなくなってしまうからです。解熱剤を飲んでよいのは、高熱によって脳症などの危険があるときだけです。

また、下痢も自然治癒力のなせるわざです。腸に感染したウイルスや細菌を、身体の外に排出しようとしているのです。

その自然な作用を、下痢止めで止めてしまったらどうなるでしょう。ますます具合が悪くなってしまうことは、容易に想像がつくかと思います。

下痢止めを使ってよいのは、過敏性腸症候群をはじめとした、ウイルス性、細菌性ではない下痢だけです（本当はそれでも使ってほしくはないのですが）。

自然治癒力が働くのは、病気だけではありません。

私の息子が中学生のころ、サッカーの最中に足を骨折しました。病院でギプスをされたのですが、私はすぐにそれを外させました。ギプスをしていると、筋肉が固まって、使いものにならなくなってしまうからです。

結局、なんの治療もしませんでしたが、一週間で元に戻りました。骨は折れても治る、これもまた自然治癒力のなせるわざです。

むし歯は歯が溶けてしまう病気です。しかし、むし歯で溶けた部分が再石灰化され元の硬さに戻るのです。これも自然治癒力です。

むし歯と言うと、なぜか特別な症状であるかのようにイメージされる方がいるのですが、実際はほかの病気と何も変わりません。風邪や下痢と同じように薬で症状を止めたりせず、自然治癒力に任せておけば、勝手に治る病気なのです。

指をケガしたからといって、指を切り落とす人はいません。鼻水が止まらないからといって、鼻の粘膜を削る人もいません。それなのに、なぜむし歯はすぐに削ったり、抜いたり、神経を抜いたりするのでしょうか。削らない、抜かないでむし歯を治している私からすると、本当に不思議でなりません。

「医学の父」と呼ばれる古代ギリシャのヒポクラテスは、こう述べています。

「自然こそが最良の医者である」

歯科医師の本当の役割は、患者さんの自然治癒力が働くようにうながすことであり、もしその妨げになっているものがあれば、とり除いてあげることです。決して削ったり、抜いたりすることではありません。

歯科医師だけではありません。内科医も、外科医も、精神科医も、すべての医師に当てはまる話です。すべての医師は、このヒポクラテスの言葉をいま一度噛みしめるべきだと思います。

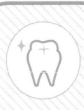

現代人は「自然治癒力」が衰えている

ところが、ここで大きな壁が立ちはだかります。私たち現代人は、この自然治癒力がきわめて低下しているのです。

結果として多くの人が、ならなくていい病気になり、ならなくていい不調を抱えています。むし歯になってしまうのも、なってしまったむし歯が治らないのも、根本の原因はここにあります。

自然治癒力を低下させている原因は、主に次の八つです。

①砂糖、砂糖を使った食品

②精製された炭水化物（パン、麺類、ケーキ、ビスケット、スナック菓子など）

③酸化した油、人工油脂（マーガリン、サラダ油など）
④合成化学物質（化粧品、洗剤、ペンキ、石油化学製品、農薬など）
⑤薬剤（すべての医薬品）
⑥電磁波（テレビ、パソコン、携帯電話、電子レンジなど）、放射能
⑦運動不足
⑧過度の滅菌・殺菌

くわしくは本書で説明しますが、いま挙げたものはすべて、ここ数年、数十年でまん延したものです。近代化、工業化、欧米化が、私たちから自然治癒力を奪っているのです。

たとえば縄文時代には、これらはひとつも存在しませんでした。狩りや、木の実の採取に精を出し、運動不足にもならなかったでしょう。石鹸や洗剤はありませんから、いろんな菌とも共存していたはずです。もちろん砂糖も存在していませんでした。甘いと言えるものは、せいぜい栗くらいだったはずです。農耕が始まる前なので（近年、縄文時代に農耕が行われていたという説もありますが）、炭

水化物の摂取が少ないのも大きなポイントです。

その結果、縄文時代（とくに初期）の寿命は意外と長かったと言われています。一〇〇歳以上生きた人はざらにいて、一説には、推定二〇〇歳まで生きた人の骨も見つかっているそうです。当時は病院もありませんでした。医者もいませんでした。なのに、なぜ寿命が長かったのかと言えば、自然治癒力が高かったからにほかなりません。当時の縄文人には、むし歯や歯周病もなかったと考えています。


では、現代人は諦めるしかないのでしょうか？

「いまの日本人は自然治癒力が衰えているのだから、放っておいてもむし歯は治らないじゃないか」

「歯を削るのも、抜くのも仕方ないじゃないか」

そうおっしゃる方もいるかもしれません。

しかし、忘れないでください。

自然治癒力は今日から、お金も時間もかけることなく、自分の心構えひとつで高めることができるのです。

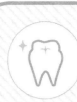

「自然治癒力」をとり戻す八つの習慣

自然治癒力を高めるにはどうすればよいのでしょうか。

まず、先ほど紹介した「自然治癒力を低下させる八つの原因」から、できるだけ距離を置くことです。現代に生きている以上、完全に排除することは難しいと思いますが、意識するだけでかなり違ってきます。

そして次のステップとして、左に挙げる八つを生活にとり入れることをお勧めしています。

①コールドプレスされた油
②緑の葉野菜（とくにパセリ、コリアンダー、ディルなど）

③玉ねぎとニンニク
④発酵食品、プロバイオティクス（十分な量を摂取したときに、宿主に有益な作用をもたらす生きた微生物群やそれらが生きた状態で含まれる食品。乳酸菌・ビフィズス菌・納豆菌など）のサプリメント
⑤全身の筋肉を使った運動をする
⑥日光を浴びる
⑦瞑想をする
⑧イヌ、ネコなどの動物と触れ合う

こちらも本書で説明しますが、ひと言でいうなら「自然に還《かえ》りましょう」ということです。自然なものを食べ、自然な生活をしていれば、自然治癒力は高まっていきます。ただし、もちろん三日坊主では意味がありません。人の細胞は約半年ですべて入れ替わると言われています。まずは半年間、続けてみてください。いずれ効果を実感できるようになるでしょう。

こうして自然治癒力を高めていけば、まずむし歯になりません。仮になってしまっ

たとしても、自然治癒力で治ります。現在、むし歯になっている人も、削ったり、抜いたりする必要はありません。

ここまで読んで、自分の自然治癒力がどれくらいのレベルなのか、知りたいと思った方も多いでしょう。

自分の自然治癒力を客観的に測定する、一番簡単な方法をお教えします。それは、**だ液のpH（水素イオン指数）を測ることです。** pHには、〇から一四までの目盛りがあります。真ん中の七・〇が中性、それより低いと酸性で、高いとアルカリ性になります。

通常、私たちのだ液は、おおよそ六・八～七・二くらいを行ったり来たりしています。食後一時間くらいは食べ物によって酸性に傾き、次第に弱アルカリ性のだ液の働きによって中性へと戻ります。ところが、自然治癒力が低下している人のだ液を測ってみると、pH値が六・七以下なのです。要するに、身体が酸性に傾いているということです。

私はこれまで、がん患者さんのだ液も数多く測定してきました。結果は、ほとんどの患者さんが六・二以下の数値でした。さらに低下して五・一になると、残念ながら多くの人が一週間ほどで亡くなります。五・〇だと、二四時間、長くても四八時間で亡くなります。これはがん患者さんに限りません。同じことは、糖尿病、うつ病、慢性疲労など、あらゆる病気の患者さんに当てはまります。症状が重い人ほど、決まってpH値が低いのです。

逆に健康な人は、たいていpH七・三以上の高い値を維持しています。身体がアルカリ性に傾いているのです。そういう人は病気知らずで、もちろんむし歯も歯周病もないでしょう。みなさんもぜひ、だ液のpHを測ってみてください。私の歯科医院にお越しくださってもいいですし、市販の検査キットを使うのもいいでしょう。理科の実験で使ったリトマス試験紙でも、おおよそですが測定は可能です。

ただし測定は、必ず食間に行なってください。なぜなら先述のように、食後は食物の影響を受けるからです。少なくとも、食後三〇分はあけないと、正しい結果が得られませんのでご注意ください。食後のpHの変化は食品によって異なります。必ずしも酸性に傾くわけではありません。いわゆる唾液緩衝能《だえきかんしょうのう》（口内のpHに変化があったとき、正常な範囲に口内を保とうとその変化にだ液が抵抗するはたらきのこと）で体液と同じpHに戻るのです。

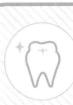

「歯を削らないと儲からない」という仕組み

ここまで自然治癒力について説明してきました。いかに自然治癒力が重要か、おわかりいただけたかと思います。

しかし驚くことに、こうした事実を多くの歯科医師は知りません。あるいは知っていても、知らないふりをしています。そのもっとも大きな原因は、いまの「診療報酬制度」にあると考えています。いまの制度は、わかりやすく言うと、削れば削るほど、抜けば抜くほど歯科医師が儲かる仕組みになっているのです。

本来であれば、自然治癒力を高める食事の指導や、むし歯にならないための予防医療に力を注ぐべきです。しかし、それではお金にならないのです。もっと言えば、予防医療のおかげでむし歯になる人が減ったら、その地域から患者さんがいなくなってしまい、歯科医院の経営が立ち行かなくなります。

いわば日本の歯科医師は、削る、抜くことを宿命づけられてしまっているのです。

以前、こんなことがありました。岡山県の知り合いの歯科医師から電話があって、自分の妻の歯を私に診てほしいと言うのです。「どうして、わざわざこんな遠いところまで」と不思議に思ったのですが、よくよく話を聞いてみるとこんな理由でした。

「妻の歯を抜きたくないんです……」

当時、岡山県には私のような治療をしている歯科医院は皆無でした。また、彼は勤務医でしたから、上司の命令には逆らえません。歯を抜くしか選択肢がなく、そこで私に救いを求めてきたのでした。

彼のように、「自分が間違ったことをしているのではないか」という葛藤《かっとう》を抱えている歯科医師は、実は多くいます。普段はそれを隠しているだけです。

別の歯科医師からは、こんな話を聞いたことがあります。

「『一日X本』歯を削らないと給料を引かれるんです」

驚くことに、歯を削ることが「ノルマ」になっているのです。

中には、むし歯でない健康な歯を削っている、悪質な歯科医師もいるとの報告も聞いたことがあります。

確かに、歯科医院の多くは経営に追われています。まず歯科医院を開業するのに、少なくとも五〇〇〇万円はかかります。そのため、開業したての歯科医師はたいていが莫大な借金を背負っています。

また、歯科医院が乱立している問題もあります。日本ではコンビニより、歯科医院の数のほうが多いという統計があるくらいです。し烈な患者さんの奪い合いが起きているのです。

患者さんを集めるためには、宣伝費や広告費もかかるでしょう。内装もきれいにしなくてはいけません。とにかくお金がかかります。

また、生産性を高めるためには問診に時間をかけず、まるでベルトコンベアのように患者さんを次々とさばいていかざるをえません。歯科医院の経営を維持するために「ノルマ」を課さなくてはならなくなるのも、当然といえば当然なのです。

これは決して歯科医師だけの問題ではありません。

ある内科医の知り合いから聞いた話ですが、診察後の医局会議で、患者さんの話など出たことがないそうです。

「あの先生は、今日は出した薬の量が少ないじゃないか」

そんな話ばかりだそうです。つまり、歯科医師が「削れば削るほど儲かる仕組み」なら、内科医は「薬を出せば出すほど儲かる仕組み」というわけです。

以前、八〇代の女性の患者さんで、こんな方がいらっしゃいました。

「入れ歯が歯茎にあたって痛くて噛めない」とのお悩みでした。だ液が出なくなると、入れ歯と歯茎が擦れて痛く噛めなくなってしまうのです。そして、だ液が少なくなる原因は、薬の副作用がもっとも多くを占めています。

そこで、「いま飲んでいる薬をすべて見せてください」と頼みました。すると、なんと一四種類もの薬が出てきたのです。

これは医師の常識なのですが、ひとりの患者さんに処方してよい薬の数は最大で四種類です。六〇歳以上の患者さんでは、最大で二種類。この患者さんは、なんと七倍の薬を飲まされていたのです。

私は海外の医師や研究者とも交流がありますが、こんなおかしなことは世界中を見回してみてもどこにもありません。実際、世界の薬の七割は日本で消費されているというデータもあります。異常な状況と言わざるをえません。

海外の歯科医療

ヨーロッパの国々は、日本よりもはるかに進んでいます。

ヨーロッパの診療報酬制度は、「予防すればするほど儲かる仕組み」です。むし歯の患者さんを出さないことが、報酬につながるのです。逆に、削れば削るほど、抜けば抜くほど報酬は減らされます。わかりやすく言えば、患者さんをむし歯にしてしまったらペナルティが科せられるわけです。

この診療報酬制度でしたら、医師も歯科医院も、患者さんをむし歯にさせないことに力を注ぐでしょう。これが本来の、歯科医師のあるべき姿だと私は思います。

日本の歯科医療のおかしさを象徴する、こんなエピソードがあります。

ある日本人の方がスイスの歯科医師を訪れたところ、歯科医院中の歯科医師が集まってきたそうです。なぜなら、治療の痕《あと》の多さが、スイスの医師には珍しかったのです。削ったり、抜いたり、かぶせたり、こんなに治療の痕だらけの口内は見たことがないと驚かれたそうです。これも「予防すればするほど儲かる仕組み」が徹底している証拠でしょう。もしスイスの歯科医院がこんな治療をしていたら、どんどん報酬が減らされて、いずれ経営が成り立たなくなるはずです。

この意見は賛否が分かれそうですが、世界的に見ると、日本の歯科治療は安すぎると私は考えています。一本の歯を治療するのに、シンガポールでは日本の三倍、米国では一〇倍のお金がかかります。さすがに一〇倍は高すぎるかもしれませんが、せめてシンガポールの水準まで値段を引き上げてもよいのではと思います。

単価が上がれば、歯科医院の経営に余裕が生まれます。ノルマを達成するために歯を削ったり、ましてや健康な歯を削ったりする必要はなくなるでしょう。その分、予防医療にリソースを割くことも可能になります。

また、それ以上に期待できるのが、患者さんの健康意識の向上です。むし歯は一種の生活習慣病であり、本人の不摂生から起こる疾患《しっかん》です。むし歯になったら治療に高いお金がかかるとなれば、むし歯にならない生活、むし歯にならない習慣を心がけるようになるでしょう。

浮いた医療費は、不慮《ふりょ》の事故や感染症といった、本人の責任ではない治療に回すのが妥当でしょう。こうしたケガや疾患こそ、安い値段で治療を受けられるようにするべきです。いずれにせよ、根本から考え直すことが重要です。そうでないと、むし歯の患者さんが増えることはあっても、減ることはありません。

私はこうした提唱を、二〇年以上地道に行なってきました。当然、利害がぶつかる相手も出てきます。私は性格的にあまり気にしたことはないのですが、無言電話や、脅迫の電話も実際にありました。

「駅のホームでは気をつけろよ」

そんな電話を受けたこともあります。さすがにこのときは、ホームの先頭には立たないようにしていました。しかし、圧力に屈するわけにはいきません。ここで逃げてしまったら、患者さんは間違った治療を受け続けることになります。この本でもひるむことなく、真実のみを語っていきたいと思います。

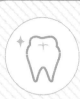

意外と知らないむし歯の正体

　さて、そもそもむし歯は、なぜできるのでしょうか？　みなさんご存じかもしれませんが、改めておさらいしておきましょう。

　一般的にむし歯は、口の中にいる細菌（ミュータンス菌）が食べかすをエサにして酸をつくり出し、歯を溶かしたり、歯に穴をあけたりする疾患とされています。それを防ぐために、食事をしたらきちんと歯を磨いて口の中をきれいにしなさいと、ほとんどの人は教えられてきたと思います。しかし、私はこれだけがむし歯の原因ではないと考えています。これまで何千人、何万人の患者さんを診てきましたが、この理屈では説明できない症例が山ほどあるからです。

　この理屈でいくと、むし歯は表面から内部へと進行していくもの、という理解になります。しかし逆に、**内部から表面へと進行するタイプのむし歯が、数多く見られる**のです。内部から進行するむし歯は、外から見た限りでは健康そのものです。しかし、レントゲン写真を撮ってみると、内部が溶けて、場合によっては神経に達していることもあります。くり返しますが、はっきりとレントゲン写真に写っている。まぎれもない事実です。

こうした症例があることは、現場で患者さんを診ている歯科医師だったら誰でも知っています。しかし、それを指摘する歯科医師はあまりいません。大学で教わらない、教科書にも載っていないことですから、理解が及ばないのでしょうか。

では、このタイプのむし歯はどのようにして進行するのでしょうか。

そのメカニズムを解明したのが、米国ロマ・リンダ大学のラルフ・スタインマン博士です。博士はむし歯の原因として「ＤＦＴ（Dentinal Fluid Transport）」が大きく関係していると述べています。ＤＦＴという言葉自体、初めて耳にする方も多いでしょう。噛み砕いて説明すると、脳からの指令によって体内を流れている物質が歯の歯髄《し》《ずい》（神経）を通り、やがて歯の外に流れ出てくるという現象のことです。日本語にすると**「象牙質の液体移送システム」**となります**（図1）**。

この現象を実証する、有名な実験があります。マウスのお腹に、ある物質を注射し、それがどう体内を巡るのかを観察するのです。

注射後、物質はわずか六分で、歯のエナメル質と象牙質の境の部分に達しました。それからおよそ一時間後、歯の表面にしみ出てきたのです。

これだけでも驚きの発見なのですが、実験には続きがあります。このDFTが「逆流」することがわかったのです。つまり、口内に存在する数億もの細菌が、歯を溶かすことなく侵入し、歯の内部でむし歯をつくるのです。

さらにこの逆流は、次の原因で起こると、スタインマン博士は述べています。

①砂糖
②ストレス
③運動不足
④ビタミン・ミネラル不足
⑤薬剤

図1：象牙質の液体移送システム

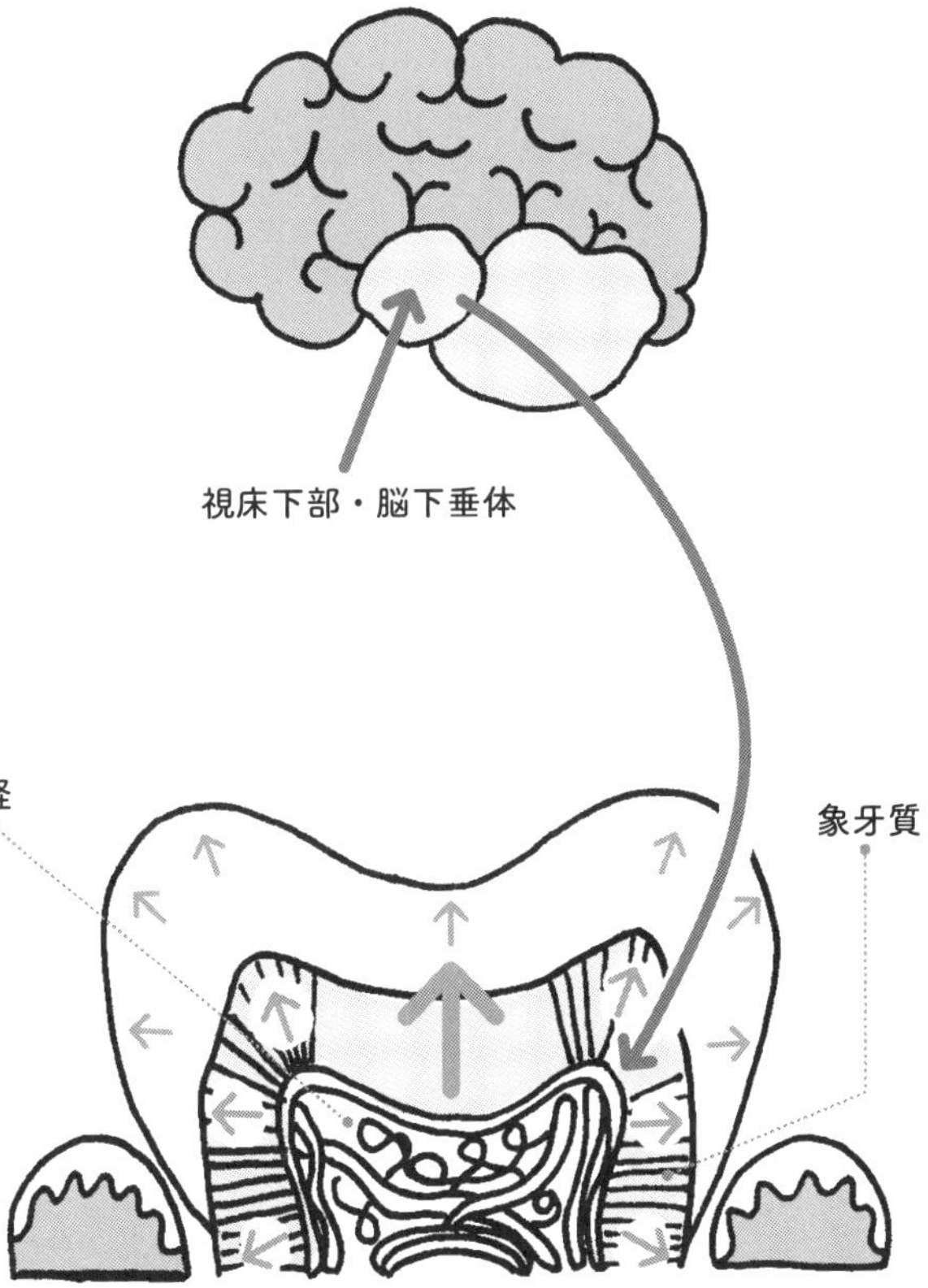

冒頭で「自然治癒力を低下させる八つの原因」を挙げましたが、大部分が重なっていることにお気づきでしょうか。これらは自然治癒力を低下させるとともに、DFTの逆流まで引き起こす、二重に危険なものなのです。

ここまで見てきたように、むし歯は歯の表面についたミュータンス菌だけが原因ではありません。毎日きちんと歯磨きをして、表面をきれいにしていたとしても、DFTの逆流を起こす五つの原因、つまり砂糖、ストレス、運動不足、ビタミン・ミネラル不足、薬剤を絶たなければ、むし歯になってしまうのです。

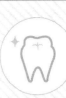

間違いだらけのむし歯治療

みなさんのむし歯のイメージが、だいぶ変わってきたのではないでしょうか？

しかし、巷《ちまた》の歯科医院で行なわれているむし歯治療は、この新しい発見にほとんど対応できていません。いまだ旧態依然とした、削る、抜くといった治療を行なっているところが大半を占めます。

一般的な歯科医院のむし歯治療の流れは、主に次の三つです**（図2）**。

①ミュータンス菌に侵《おか》され、柔らかくなってしまった部分を削りとる

②むし歯が広がるのを防ぐため、むし歯になっていない健康な部分も一緒に削りとる（これを予防拡大と言います）

図2：一般的なむし歯治療

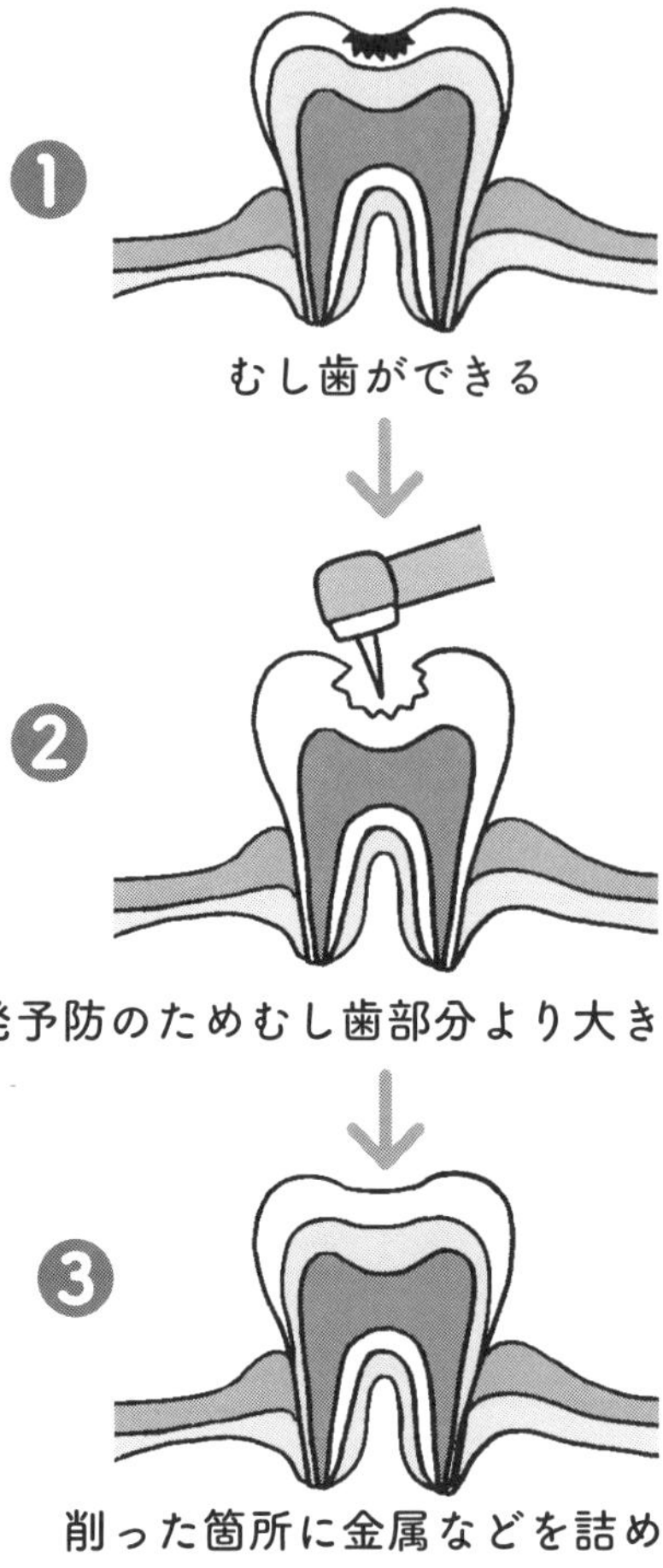
再発予防のためむし歯部分より大きめに削る

③細菌が入らないよう、象牙細管《ぞうげさいかん》と呼ばれる管にふたをして薬剤を塗り、銀歯やセラミックなどの詰めもの（インレー）をする

このようにほとんどの歯科医院では、ミュータンス菌に侵され、柔らかくなってしまった部分を削りとることから治療が始まります。

言うまでもなく、この治療自体大いに問題なのですが、さらに問題だと思うことがあります。それは、このときに患者さんの選択や判断が入りこむ余地がほとんどないことです。

「削らないともっと悪くなりますよ。それでもいいんですか？」

こんなふうに医師に詰め寄られると、たいていの人は首をタテに振らざるをえません。そして、一度削ったら二度と戻らない大切な歯を、歯科医師の手にゆだねてしまうのです。

みなさんにお願いしたいのは、歯科医師に「ノー」を言うことです。

昔から日本人は、医師を「先生」として神聖視する傾向があります。そのため医師に「ノー」と言いにくい文化が根づいてしまっています。しかし本来、医師と患者に

上下関係はありません。対等なのです。

たとえば、米国の内科医は白衣を着ません。白衣は権威の象徴というイメージがあるからです。そこには、患者さんと同じ目線で話をしようという医師の思いが表れているように感じます。結果として、米国には「患者ファースト」の文化が根づいています。セカンドオピニオン（主治医とは別の医師に「第二の意見」を求めること）も、患者の権利として当然のように受け入れられています。

日本でも、たとえば内科医をしている私の義兄は、マンガのキャラクターが描かれた白衣や、色とりどりのカラフルな外衣を着ています。会うたびに違った白衣を着ているので、見ているこちらも楽しくなってきます。もちろん、これはただのファッションではありません。「自分は患者さんと平等に接するんだ」という義兄なりの決意であり、患者さんに対するメッセージだと私は思っています。

さて、話を戻しますが、**「削る」という言葉が歯科医師から出たら、その場できっぱり断ってください**。断るのは悪いことではありません。その場で「けっこうです」と告げて、病院を出たってかまわないのです。

そのためには、患者さん側もある程度、理論武装をすることが必要です。医師が理詰めで説得してきたら、

「それはなぜですか？　海外ではこういう説もありますが、どうお考えですか？」

こんなふうに質問ができるくらいの知識、情報を持っていてほしいのです。

なにもケンカをしろと言っているわけではありません。あくまで穏やかに、冷静に「質問」をしてみてください。

あなたの質問に対して、時間をかけて丁寧に説明してくれる医師でしたら、ある程度、信頼してもかまわないと思います（それでも「削る」ことは断ってください）。逆に、質問に対して嫌な顔をしたり、そっけない態度をとるようでしたら、病院を変えたほうがよいかもしれません。

これが私なりの、「いい歯科医師」「悪い歯科医師」を見分ける方法です。

ちなみに私は患者さんとの問診に、初診では一時間ほどかけています。どんな質問にも患者さんが納得するまで答えるようにしていますし、それでも納得されないようでしたら、患者さんの意思を一番に尊重し、無理に治療を勧めることは絶対にありません。私はそれが本来あるべき、医師と患者さんの関係だと思っています。

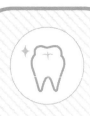

歯は削れば削るほどもろくなる

ではなぜ、歯科医師から「歯を削りましょう」と言われたら、断らなくてはならないのでしょうか？　それは、**歯を少しでも削った瞬間、いつか歯を抜かなければいけないことになるから**です。

どういうことか、説明しましょう。人間の歯は、エナメル質、象牙質、歯髄と、大きく三つの層からできています**（図3）**。歯根のまわりはセメント質という組織が覆っており、そのまわりには歯根膜《しこんまく》という組織があります。さらにそのまわりには歯槽骨《しそうこつ》という骨があり、歯を支えています。

歯の一番外側を覆っている半透明のエナメル質は、私たちの身体の中でもっとも硬い組織です。なんと鉄よりも硬く、水晶に近い硬さを持っています。

図3：歯の構造

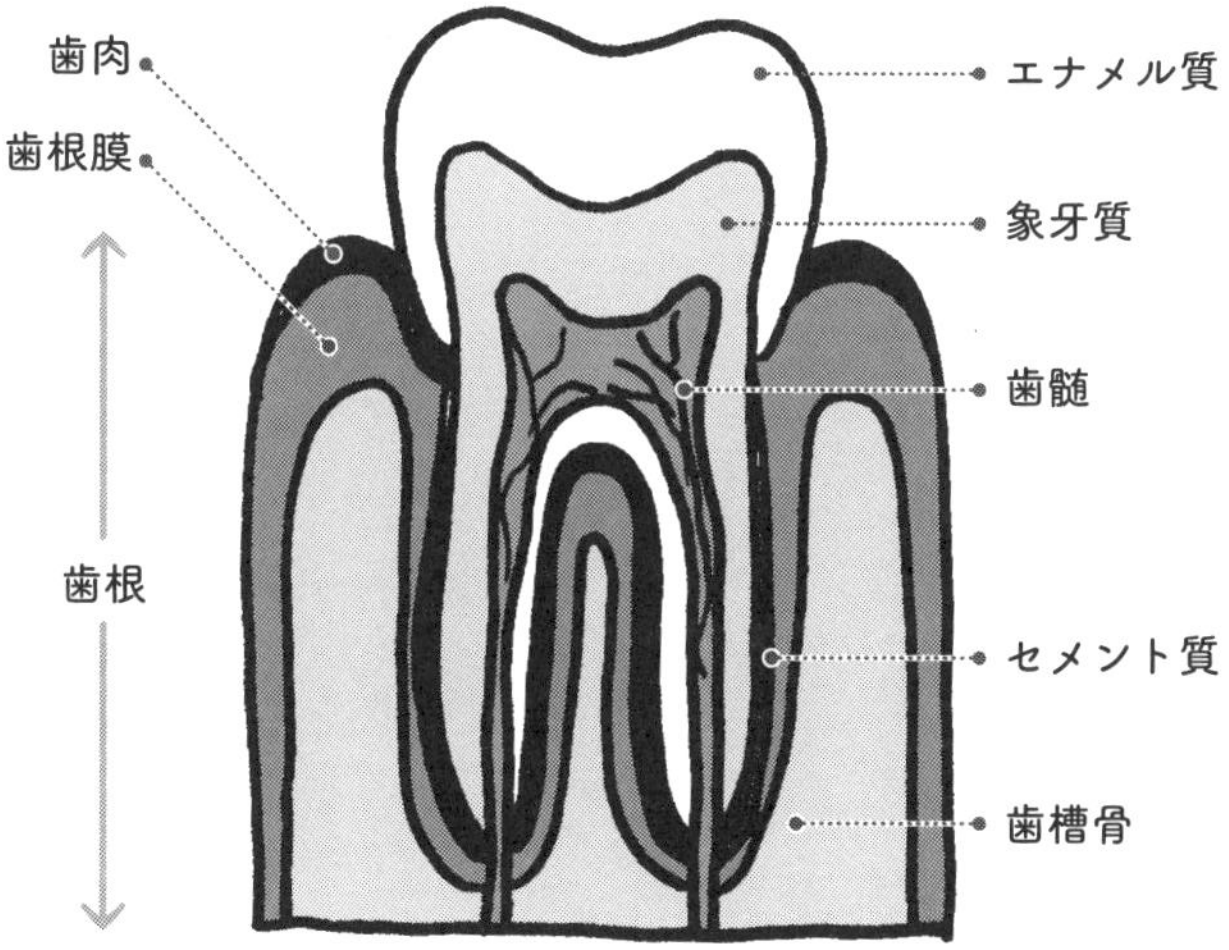

しかしこのエナメル質は、ガラスのような構造をしています。窓ガラスに何かをぶつけてしまって、ヒビが入った様子を想像してみてください。ちょっとした衝撃で、全体がバリンと割れてしまう可能性があります。

歯を削ることは、歯をヒビの入った窓ガラスのようにしてしまうことなのです。そこに銀歯やセラミックの詰めものを装着すると、それがまるで「くさび」のような働きをして、いつか歯が割れてしまいます。そのダメージは歯の神経にまで及び、神経を抜かなくてはいけない事態にもなります。

むし歯を削って、一時的には治療がうまくいったと思いがちですが、実は歯の寿命を短くしているかもしれないのです。

また、大人のむし歯は、過去に削ったことのある部分に多く再発することが知られています。削った歯に入った無数のヒビから、細菌が入り込むからです**(図4)**。だ液には七〇〇種類以上もの細菌が存在しています。その数は腸内細菌とほぼ同じとも言われています。とくに現代人は自然治癒力が下がっていますから、あっという間に再発するケースが多くなっているのです。

図4：歯を削るリスク

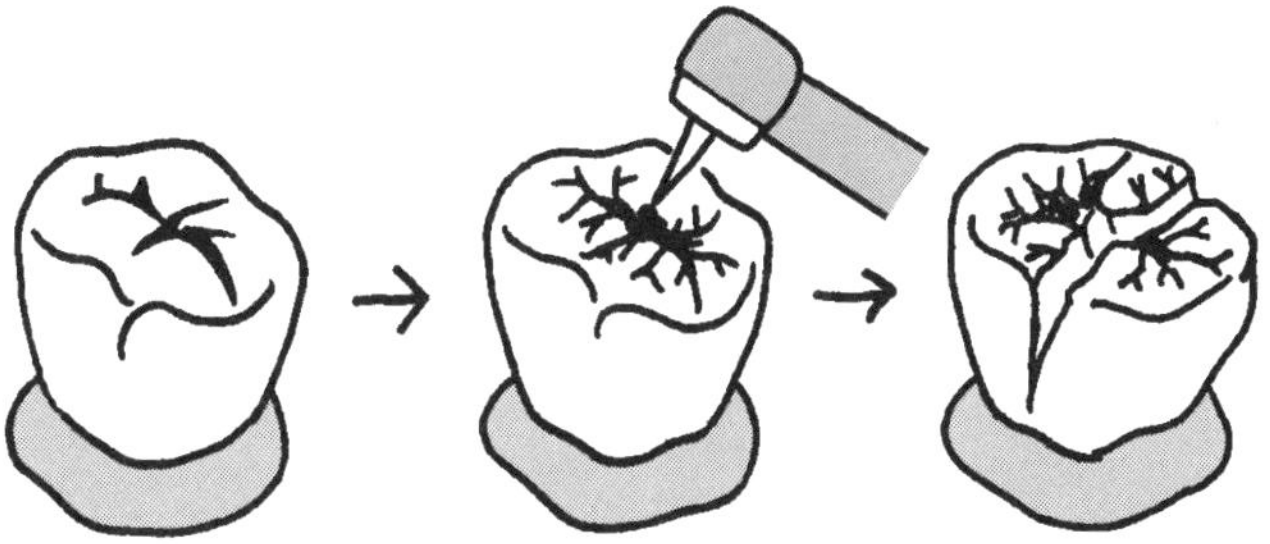

歯は削られることでエナメル質の構造に
ヒビが入り、そこから折れたり虫歯になるなど、
さらに悪化することになる

歯を削ったあとの「うがい」にも、実は危険が隠れています。歯を削ったあと、削った部分がむき出しのままうがいをさせる歯科医師がいますが、私からすれば言語道断です。

いま申し上げたように、だ液にはたくさんの細菌が含まれています。そんな細菌だらけの口でうがいをしたら、どうなるでしょうか。むき出しになった患部から無数の細菌が入り込み、さらなるむし歯を招くことにもつながります。

むし歯が再発するたびに歯科医院に通い、治療をくり返し、そのうちに歯を失う。そんな道をたどる患者さんは決して少なくありません。

とくに、子どもをお持ちの親御さんは注意してください。米国やヨーロッパでは、二〇歳以下の子どもの歯は削ってはいけないのが常識です。成長期の子どもの永久歯を削ってしまうと、三〇歳までに歯を抜くことになる確率が、ぐんと高まるという統計が出ているからです。

先ほど、歯を割るくさびになると指摘した、銀歯やセラミックの詰めものについても触れておきます。詰めものは、ほとんどの歯科医院で行なわれている一般的な治療法です。しかし、歯を割るくさびになる以外にも、多くの問題があります。

まず、詰めものの下に細菌が残ってしまう問題です。「詰めものが取れた」と言って私の歯科医院にいらっしゃる患者さんがいるのですが、その治療痕を見ると、すでにむし歯が進行していることがよくあります。

また、銀歯によって金属アレルギーを引き起こすこともあります。怖いのは金属が体内に蓄積することです。長年、口内に入れているため、だ液の中に少しずつ溶け出すのです。

口内炎、口角炎、味覚障害といった口のトラブルはもちろん、アトピー性皮膚炎、脱毛症など、全身のトラブルに発展することもあります。花粉症、食物アレルギー、ぜん息など、生まれつきアレルギー体質の方は、とりわけ注意していただきたいと思います。第4章でくわしくお話ししますが、歯の数と寿命が密接にかかわっているとのデータもあります。一度失った歯は、もう二度と戻りません。「アリの一穴《いっけつ》」という言葉がありますが、ほんの少し歯を削ったところからドミノ崩しのように崩壊が始まることを、知っておいてください。

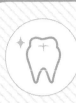

削らずにむし歯を治す「ドックベスト療法」

むし歯はこれまで述べてきたように、自然治癒力で治すことが一番です。私の歯科医院でも、自然治癒力を活かした治療を最優先に検討します。

しかし、現代人は自然治癒力が極端に落ちているため、自然治癒力が高まるまでにある程度、時間がかかる場合があります。また、すでにむし歯が進行していて、痛みの強い患者さんには、残念ながら向きません。

そこで私は、削るでもなく、自然治癒力だけでもない、「第三の治療法」を探し続けました。そしてあるとき出合ったのが、いまからご紹介する「ドックベスト療法」なのです**（図5）**。

ドックベスト療法とは、米国の歯科医師、故ティム・フレイザー博士が開発した治

図5：ドックベスト療法

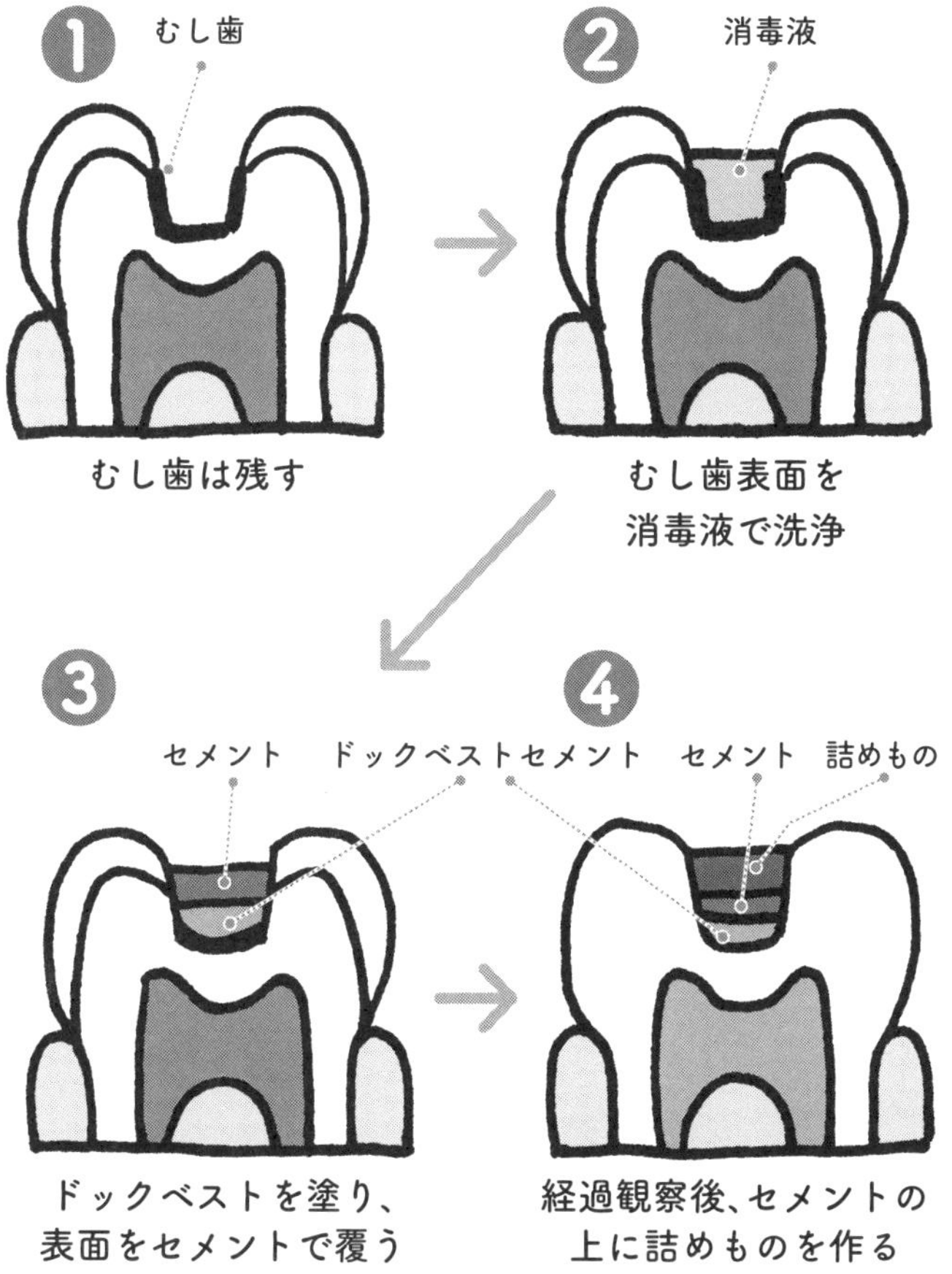
むし歯
消毒液
むし歯は残す
むし歯表面を
消毒液で洗浄
セメント
ドックベストセメント
セメント
詰めもの
ドックベストを塗り、
表面をセメントで覆う
経過観察後、セメントの
上に詰めものを作る

療法で、ドックベストセメントというセメントを使用します。これを**むし歯に詰めることで患部を殺菌しながら、再石灰化をうながします**。柔らかくなった象牙質を硬くしてくれるのです。

成分は、銅、亜鉛、リン、鉄、アルミ、酸化チタンなど。殺菌作用のある銅が患部を無菌化し、そのほかの歯の主成分でもあるミネラルが、歯の再石灰化をうながすわけです。

これらの成分はすべて天然のものですから、抗生物質などの薬剤と違ってきわめて安全です。これまで副作用が起きたとの報告はありません。妊婦の方にも安心して用いることができます。もちろん、アレルギー等がまったくないとも断言できないですが。

詰めるだけですから、施術はたった一〇分ほどで終わります。痛みはほとんどありません。一度詰めてしまえば、何度も歯科医院へ通う必要もありません。なぜなら**ドックベストセメントは、むし歯を殺菌する成分を半永久的に出し続ける**からです。この点も、抗生物質との大きな違いです。

完治するまでの時間は多少かかります。なぜならドックベストセメントは、抗生物質のような即効性のある、強力な殺菌作用はないからです。だからこそ、安全とも言えるわけです。

ドックベストセメントを詰めた瞬間に、むし歯の痛みはなくなり、進行も止まります。ただ、むし歯が消えてなくなったわけではありません。**無菌化された状態で一年から二年、再石灰化していくのをじっくりと待つ**必要があります。

この間に、むし歯の痛みが出なければ、むし歯は治ったと考えてよいでしょう。

私がドックベストセメントと出合ったのは、二〇〇六年でした。「むし歯が自然と治るセメントがある」と聞いたときは、まさかそんなものがあるはずないと半信半疑でした。とはいえ、なんでも試してみないと気がすまない私は、サンプルを取り寄せてみたのでした。

そして患者さんに試してみたところ、実際にむし歯が治ったのです。「これは魔法のセメントだ！」と驚いたことをよく覚えています。

ドックベスト療法の可能性に気づいた私は、すぐに友人の歯科医師ふたりを誘い、米国テキサス州ヒューストンに本社を置く、ドックベストセメントの開発元を訪ねました。

そこで正式にこの療法を学び、以来、二〇〇〇人以上もの患者さんに、ドックベスト療法を行なってきました。治癒率は九〇パーセントを超えています。

保険診療対象外のため、一回の治療費はやや高く感じるかもしれません。しかし、先ほど申し上げたとおり、何度も通う必要はありませんから、トータルで見ると治療費は安いと思います。

何より歯を削る治療を受けたら、いずれ神経を抜き、歯を抜き、インプラントや入れ歯をつくるはめになるかもしれません。その場合、総額で何十万円ものお金がかかります。そう考えるとドックベスト療法は、きわめてリーズナブルと言ってよいでしょう。

なお、私のクリニックの料金表を載せておきましたので、参考にしてください（図6）。

図6：小峰歯科医院の治療費一覧

むし歯治療

だ液検査	2,000円
レーザー診断（見えないむし歯まで診断）	5,000円
ドックベスト治療	
ドックベストセメントのみ使用	10,000円
ドックベスト治療１日で完了	16,000～25,000円
ドックベストを応用した治療	＋10,000円
歯のお化粧（削らず白くする）	１本10,000円～
削らないブリッジ	200,000～300,000円
削らないクラウン	50,000円

レーザー治療（ストリークレーザー）

根管治療	10,000～20,000円
歯周病治療（１日で終了）	200,000円
消炎治療（レーザーだけで痛みや腫れを治す）	4,000～10,000円

歯周病治療

１～２回で終了	20,000～30,000円
メンテナンス（歯周病検査＋スケーリング）	60,000円

予防処置

食事・生活指導	5,000～15,000円
カウンセリング	5,000～15,000円
その他（特殊治療）	応談

小峰歯科医院の治療費一覧
（2018年11月現在）

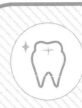

「ドックベスト療法」を全国に広めたい

ここで改めて、ドックベスト療法のメリットをまとめておきます。

①治療が短時間で終わる
②治癒率が高い（九〇パーセント以上）
③治療の痛みがほとんどない
④通院回数が少なく、トータルの治療費が安い
⑤歯を削らなくてよい

すでにお気づきかもしれませんが、ドックベスト療法もまた、自然治癒力を前提とした治療法です。ドックベスト療法は、自然治癒力のお手伝いをしているにすぎないと言ってよいかもしれません。

本来の自然治癒力が発揮できれば、自らの体内に存在する銅がむし歯を殺菌し、同じように体内に存在するミネラルが歯の再石灰化をうながすはず。それが現代人には難しいので、外からとり入れているわけです。

ですから、ドックベスト療法は補助的なものと考えていただきたいのです。メインはやはり自然治癒力。したがって**ドックベスト療法を行なっている最中も、患者さんには自然治癒力を上げる食事療法などを並行して行なってもらっています。**

ドックベスト療法は患者さんだけでなく、歯科医師にとっても希望の光になっています。内心では削りたくない、抜きたくないと思っている、心ある歯科医師がたくさんいることは先ほど述べました。彼らがドックベスト療法に出合ったことで、「削る苦しみ」から解放されたのです。

ある歯科医師の方は、こんなうれしいメールを寄せてくれました。

「借金のため、経営のためと、自分をだまし続けてきましたが、先生と出会えて自分の心に忠実に生きる決心がつきました」

彼はもう一切、歯を削っていません。ドックベスト療法のおかげで、人生で一番大切なことに気づいたのです。そのきっかけを、ささやかながら私が与えることができたのは、この上ない喜びです。

ここまで読んで、ドックベスト療法を受けてみたいと思った方もいらっしゃるでしょう。

私の歯科医院に来ないと受けられないのかといえば、そんなことはありません。確かに数年前までは、ドックベスト療法を扱う歯科医院はほとんど存在しませんでした。しかし近年、私がテレビや雑誌に出始めたころから、徐々に全国へと広まっています。

現在では、日本全国に私が信頼している歯科医師がいます。それこそ北海道にも、完全に推奨できる先生が数名、推奨に近いところまで来ている先生も数名います。遠方にお住まいで、私の歯科医院に来ることができない方にはご紹介しますから、お気軽にご相談ください。

やってはいけないのは、インターネットで病院を選ぶことです。ホームページで

「ドックベスト療法をやっています」と謳っていたので行ってみたら、「あの治療はいまはやっていないんです」「あなたの歯にはドックベストは合いません」などと言いくるめられ、結局、歯を削られてしまったとの報告も寄せられています。

彼らは「ドックベスト」とホームページに書いておけば、患者が集まってくることを知っています。一部の悪質な歯科医師が、ドックベストを一種の集客ツールとして利用しているのです。こうした歯科医師にだまされないよう、どうか注意してください。

また、ドックベスト療法を確かに行なってはいるけれども、類似品のドックベストセメントを使用している歯科医院もあるようです。ドックベストセメントが流行し始めてから、遅れじと後発のメーカーがつくっているのです。しかし後発でつくられたセメントは、化学物質などが使われており、安全性に疑問が残ります。中にはまがいものとしか呼べないような、質の悪いものも出回っているようです。

私が使用しているのは、米国のTemrex社というメーカーの製品だけです。ドックベスト療法を受ける際は、類似品を使用していないか、あらかじめ医師に確認したほうがよいでしょう。

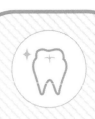

「レーザー治療」も効果あり

私がドックベスト療法と併用しているのが、レーザー治療です。

一般的な歯科医院では、次のような用途でレーザーが使われています。

①炎症を抑える
②痛みを和らげる
③出血を抑える
④組織の回復をうながす
⑤歯を削る
⑥歯茎を切る

むし歯はもちろん歯周病、口内炎、歯石除去、歯茎の切開、歯茎の黒ずみの除去など、さまざまな症状に使われています。

しかし私は、ドックベスト療法と同じく、あくまで自然治癒力を活かす治療のサポート役として使用しています。進行したむし歯の痛みを和らげたり、歯茎の炎症の腫《は》れをとったり、一時的に使用することがほとんどです。

私が使っているレーザーは「ストリークレーザー」と言って、国内のメーカーがつくっている製品です。小さな会社のため生産が追いつかず、購入待ちが常に一〇〇人以上いるそうです。

このレーザーがすごいのは、ひと言で言うと「乱反射」することです。プレゼンテーションなどで使うレーザーポインターを想像するとわかりやすいのですが、通常、レーザー光は直進しかしません。しかし「ストリークレーザー」のレーザー光は拡散しますから、より広範囲の患部に照射することができるのです。

拡散するということは当然、直進するレーザー光より、エネルギーは弱くなります。しかし、むし歯の細菌はこの程度のエネルギーで殺すことができます。直進するレーザー光のような強いエネルギーは必要ないのです。

また、レーザーというと「痛くありませんか?」と心配される方がいらっしゃいます。確かに二五〇〇度を超える熱を発生しますが、わずか一万分の三秒という極めて短い時間の照射ですから、ほとんど痛みはありません。チクッとするかな、というくらいですから、どうぞ安心して施術を受けてください。

これまでは歯髄炎《しずいえん》(神経と血管が通っている歯の内部に起こる炎症)など、激痛をともなう疾患に対しては、神経を抜くしかありませんでした。しかし、あとでくわしく説明しますが、神経を抜いてしまうと歯の寿命は極端に短くなります。それを行なわなくて済むようになったのは、レーザー治療の功績と言うべきでしょう。

ここまで私の基本的な治療の考え方について述べてきました。

自然治癒力がいかに大切であるか、むし歯を削ることがいかに危険であるか、おわかりいただけたかと思います。一般的な常識とは異なりますから、驚かれた方も多いでしょう。しかし、驚くのはまだまだこれからです。次章では、むし歯が全身のあらゆる病気の原因になっているという、ちょっと怖い事実をお伝えしたいと思います。

第2章

多くの病気はむし歯が原因

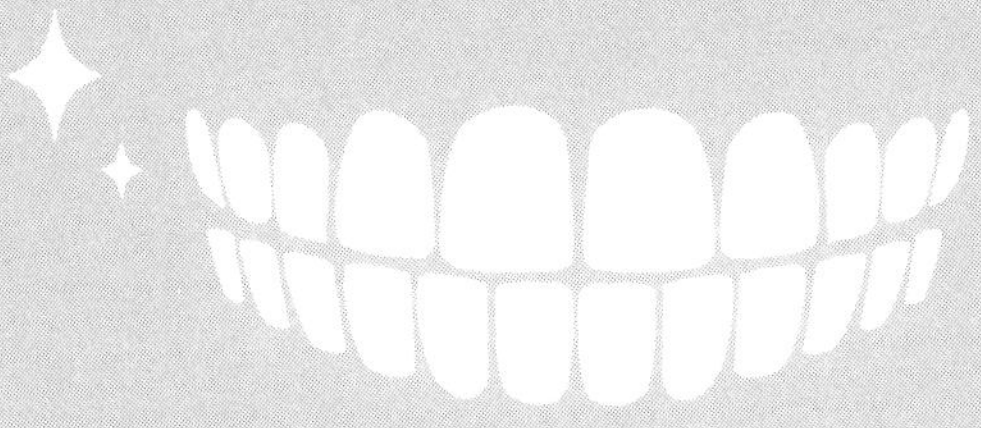

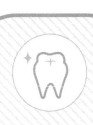

むし歯は病気のサイン

第1章で、DFT（象牙質の液体移送システム）の逆流がむし歯を引き起こすことをお伝えしました。しかし、それだけではありません。むしろ単純にむし歯ができるシステムが、さまざまな疾患と密接に関連していました。

具体的には、次のような疾患です。

①糖尿病
②動脈硬化症
③虚血性心疾患《きょけつせいしんしっかん》（心筋梗塞、狭心症など）
④脳血管疾患（脳出血、脳梗塞など）

⑤関節性リウマチ

すべて血管性の疾患です。一体、ＤＦＴの逆流と血管性の疾患が、どのように関係しているのか。ヒントはＤＦＴの逆流の原因にあります。ＤＦＴの逆流の原因は、ずばり血糖値スパイク（血糖値の急激な変動）です。ここで血糖値スパイクについて、少し説明しておきましょう。

人は砂糖をとると、血液中に含まれるブドウ糖の量が増えます。これが「血糖値が上がる」という現象です。そのとき身体は、上がった血糖値を下げるためにインシュリンというホルモンを分泌します。すると、上がった血糖値が下がっていきます。これは自然な人体の反応です。血糖値の上下がなだらかな曲線を描いていれば問題ありません。問題なのは、血糖値の上下が急激な角度を描いている場合です。急上昇したと思ったら急下降する。これが「血糖値スパイク」という現象です。

さて、みなさんは、砂糖をたくさんとるとむし歯になる、と教えられてきたと思います。しかし、みなさんの理解は半分正解で、半分間違いです。

これまでは、砂糖が歯の表面にくっついて、それをエサにする細菌が繁殖することでむし歯になると教えられてきました。

しかし実際は、**砂糖をたくさんとることによって血糖値スパイクが起こり、その結果、DFTが逆流します。このとき口内の細菌が、歯の内部に吸い込まれることでむし歯になる**。それが正しかったのです。砂糖の摂取という原因と、むし歯になるという結果は同じですが、その間のメカニズムが違います。

先ほど挙げた血管性の疾患の原因は何だと思いますか？　やはり、血糖値スパイクなのです。血糖値スパイクは血管の内壁を傷つけます。それを放置していると、糖尿病、動脈硬化症、虚血性心疾患、脳血管疾患、関節性リウマチといった、致命的ともいえる病気につながるのです。日本人の三大死因は、がん・心臓病・脳血管疾患とされています。このうち二つの原因が、なんとむし歯の原因と同じだったのです。

実際、むし歯の多い人は血管年齢が高いとの調査結果があります。私が「日本アンチエイジング歯科学会」で発表した統計では、むし歯がゼロの人の血管年齢は実年齢と同じか、むしろ若い傾向があります。

一方、むし歯の多い人ほど実年齢より血管年齢が高く、むし歯が二〇本を超えると、実年齢との差が二五～三〇歳も上回っている場合があります。早く言えば、**むし歯が多い人ほど、身体が老化している**のです。

もっとも衝撃的だったケースでは、むし歯だらけの九歳のお子さんの血管年齢を測ってみたら、なんと四五歳だったことがあります。幸い動脈硬化は起こしていませんでしたが、そのまま放置していたら、若いうちに大きな病気になっていたことは間違いないでしょう。若者の突然死が近年、とくに注目されていますが、その中には砂糖のとりすぎが根本的な原因になっているケースもあると私は推測しています。

ここまでの話から、導き出せる結論が二つあります。

①むし歯を予防することは、さまざまな病気を予防すること
②むし歯は、さまざまな病気のサインであること

たかがむし歯、と考えないでください。全身の健康と密接に関わっている病気であることを、まず知っていただきたいと思います。

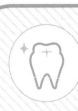

「砂糖」が全身をむしばんでいる

いま説明したように、むし歯は歯の表面ではなく、身体の内側から進行します。ですから当然、いくら歯を磨いても意味がありません。

むし歯になりたくなければ、食事や生活習慣を見直す必要があるのです。

中でも重要なのは、砂糖をとらないことです。**砂糖をとるのをやめれば、九割のむし歯は予防できる**と私は考えています。本書で読者のみなさんにお伝えしたいことは、それに尽きると言っても過言ではありません。

「そうは言っても、甘いものはやめられません……」

お気持ちはよくわかります。かくいう私も、二〇年前まで甘いものが好物だったからです。

厄年を乗り越えた、四三歳ごろだったでしょうか。私の身体はあちこちで調子が悪くなり始めました。常に身体がだるく、疲れやすい。風邪もひきやすく、血圧や血糖値の数値もよくありませんでした。体重はいまより二〇キロも重く、八五キロもありました。

身体だけではありません。精神的にも不安定で、常に頭がボーッとしているような状態でした。まるで、厄年がずっと続いているような気分といったところでしょうか。

そこで、栄養学を学んでいた私は、ためしに砂糖を一切、口にしない生活に切り替えてみたのです。効果は驚くほどでした。まず実感したのは、身体面より精神面です。頭がよく回るようになったことをはっきり自覚しました。

私は当時、講演で大阪によく行っていたのですが、往復の新幹線で読める本はせいぜい一冊でした。集中力が続かず、途中で眠ってしまうことも多くありました。患者さんのためにもっと勉強しなくてはいけないのに、なんて怠け者なのだろうと、自分を責めてばかりいました。

しかし、砂糖をやめたとたん、片道で三冊も読めるようになったのです。記憶力もよくなり、どの本のどのページに何が書いてあったか、パッと思い出せるようになりました。以前の自分では考えられなかったことです。自分は「怠け者」ではなかった、悪いのは砂糖だったのだ……。そのことがわかって、自信も生まれました。

以来、私は二〇年間、砂糖を一切とらない生活をしています。

頭がよく回るようになった、頭がスッキリするようになったという報告は、患者さんからもよく聞きます。ある小学生の男の子は、砂糖をとるのをやめて、学校の成績がクラスで一番になったと言っていました。

別のお子さんの例では、砂糖をとるのをやめてから、とたんにサッカーが上達し、初めてレギュラーになれたとの報告もありました。サッカーはチームプレイで、瞬時の判断が求められるスポーツです。頭の回転がよくなれば、サッカーが上手くなってもおかしくありません。

ちなみに私は、お子さんが診察室に入ってきただけで、甘いものが好きな子かどうかがひと目でわかります。甘いものが好きなお子さんは、見るからに落ち着きがありません。痛いのがいやだと泣いたり、わめいたり、精神的に不安定な様子が見られます。そういう子を診察してみると、当然ながらむし歯だらけです。

一方、砂糖をとっていないお子さんは落ち着いていて、しっかり挨拶もできる。私や歯科衛生士の話もきちんと聞くことができます。長年の経験から、歴然とした差があることは間違いありません。甘いものが好きな人は、交通事故を起こす確率が高いという調査もあります。注意散漫になるからでしょう。

砂糖をやめた私に起きた変化は、精神的なものだけではありません。まず体重が、たった二か月で一〇キロ落ちました。半年後には、さらに一〇キロ。ちなみに、運動はまったくしていません。

高い会費を払ってジムへ行ったり、苦しい思いをしながらジョギングをしたりと、ダイエットを頑張っている人がよくいます。運動自体は否定しませんが、ダイエットは砂糖をとらないことがすべてです。砂糖をとっていたら、どれだけ運動を頑張っても体重が減ることはありません。

さらに、血圧、血糖値も正常値に戻りました。風邪はこの二〇年間、一度もひいたことはありません。砂糖をやめれば、心も身体も健康になります。だまされたと思ってみなさんも試してみてください。

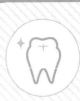

「砂糖カット」で身体も心も健康になる

巷には、あたかも砂糖が人間に必要な栄養素であるかのような宣伝文句があふれています。みなさんもこんなふうに思っていませんか？

「甘いものを食べると疲れがとれる」

「砂糖をとらないと脳がエネルギー不足になる」

二〇年以上、砂糖カットを実践し、患者さんを治療してきた私からすると、どちらも間違いです。砂糖ほど身体に悪いものはありません。「百害あって一利なし」と断言できます。

そもそも日本は、砂糖に寛容すぎると思います。多くの国ではシュガー・タックス（砂糖税）といって、砂糖が含まれる食べ物や飲み物に、高い税金をかけています。

二〇一八年四月には、英国でシュガー・タックスが施行されました。一〇〇ミリリットルあたり五グラム以上の砂糖が含まれている飲料は課税対象になりました。

よく考えれば、何もおかしいことではありません。日本もアルコールやタバコには高い税金をかけています。健康を損なう恐れのあるものには税金をかけ、値段を高くすることによって消費を減らすのは世界のどの国でもやっていることです。しかし日本の場合、砂糖には税金をかけません。砂糖が健康によくないという認識がない、という何よりの証拠です。

海外では、砂糖が身体に悪いことは、なかば常識となっています。WHO（世界保健機関）は、二〇一五年、成人が一日に摂取してよい砂糖の上限を、これまでの五〇グラムから二五グラムへと引き下げました。

二五グラムといえば、ティースプーン六杯ほどの量です。五〇〇ミリリットルのペットボトルの炭酸飲料には、約五五グラムの砂糖が入っていますから、一本飲んだら一日に摂取してよい量の倍以上をとることになります。

すでに世界は「脱・砂糖」に向けて舵を切っていることを、私たち日本人も知ったほうがよいでしょう。

ここで砂糖の害について研究した論文をご紹介しましょう。米国の臨床栄養学の専門家、ジリアン・クバラ博士による「砂糖があなたの健康を損ねる11の理由」というレポートです。博士は私の師匠であるコーネル大学のT・コリン・キャンベル教授の下で、植物ベースの栄養学の認定を受けています。

①体重増加（肥満）
②心臓病
③ニキビ
④糖尿病
⑤がん
⑥うつ病
⑦皮ふの老化
⑧身体全体の老化
⑨疲労
⑩脂肪肝

⑪その他（腎臓病・歯科疾患・痛風・認知症）

砂糖があらゆる心身の病気、不調の原因になっていることが、おわかりいただけると思います。

病気だけではありません。意外なところでは、砂糖は美容にも関係しています。私は人の顔をパッと見ただけで、「あ、この人は甘党だな」ということがわかります。砂糖をとっていると、肌が荒れてしまうのです。その結果、実際の年齢より老けて見えることになります。

私は肌が荒れている患者さんに、「二週間でけっこうですから、口に含んで甘いと感じたら、それ以上食べたり、飲んだりしないでください」と教えます。すると、次回の診察でいらっしゃったときには、すっかり肌つやがよくなっています。どんな美容液よりも効果があります。「美は内面から」と言います。いつまでも美しくありたいと思ったら、砂糖は最大の敵です。

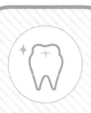

白砂糖の作用はコカインと同じ

人はなぜ甘いものを欲しがるのでしょうか？　よく考えてみると、昔の日本人は甘いものを食べていませんでした。せいぜい、さつまいもくらいだったでしょう。それで満足していたのです。

しかし現代は、ケーキを食べたい、アイスクリームを食べたいと、まるで中毒状態のような人ばかりです。ストレス解消のために、甘いものを食べまくる人もいるようです。

これは何かに似ていないでしょうか？　そう、ドラッグです。まさに砂糖はドラッグと同じような作用を引き起こすのです。

砂糖をとると、脳にはドーパミンという脳内物質が分泌されます。ドーパミンはやる気や集中力を高めたり、ポジティブな感情や多幸感をもたらしたりする物質で、早く言えば気分を「ハイ」にしてくれる作用があります。

ドーパミン自体は決して悪いものではありません。問題は、この快感がクセになり、それなしではいられなくなることです。ドーパミンが切れると、イライラしたり、ソワソワしたりする。そのため、ますます甘いものを求めるようになる。これがまさに砂糖中毒、砂糖依存症と呼ばれる状態（シュガージャンキー）です。

実は砂糖は、たばこと同じくらい依存性があると言われています。中でも精製された白砂糖は、黒砂糖や果糖よりも血中に吸収されるスピードが速く「即効性」があるため、やめられなくなる人が多く見られます。

私の患者さんの中にも砂糖カットに挑戦して、最初のうちは「禁断症状」に悩まされる方が多くいます。しかし、個人差はありますが、砂糖を抜いて一か月から二か月が経つと、ほとんどの方が「甘いものを食べたいと思わなくなった」とおっしゃいます。

つらいのは最初のうちだけ。

そう信じてください。誘惑に負けて甘いものを口にしてしまったら、またイチからやり直しになってしまいます。

どうしても甘いものが食べたくなったら、フルーツを少しだけ食べるのがいいでしょう。とくに身体をアルカリ性に戻す作用のある、りんご、みかん、ぶどう、バナナなどがお勧めです。

英国のジョン・ワトキンス博士は、次のように断言しています。

「この世から白砂糖がなくなれば、精神病はすべてなくなる」

また、米国のJ・I・ロデール博士は、こう警告しています。

「砂糖がもし栄養だというのなら、一度、家畜に与えてみればいい。たちまち病気になり死ぬだろう」

くり返しますが、砂糖ほど脳に悪いものはありません。まずは試しに、炭酸飲料、お菓子、菓子パンなど、白砂糖を大量に使った加工品を買わない、食べないことから始めてみてはいかがでしょうか。

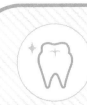

「神経を抜く」ことが病気の原因

歯を削ったためにエナメル質にヒビが入り、やがて割れてしまう。そして、そのダメージは歯の神経にまで及び、やがて神経を抜かなくてはいけなくなる。そうお伝えしました。**神経を抜くことは、つまり「歯が死ぬ」ということです。死んでしまったら、いくら自然治癒力を上げたとしても、もう二度と生き返ることはありません。**とり返しのつかないことになるのです。

歯の神経は、歯の真ん中を通っており、歯に必要な水分や栄養を運ぶ役割を果たしています。その神経を抜いてしまったらどうなるでしょうか？　歯に水分や栄養が行き渡らなくなります（**図7**）。

人間もそうですが、水分や栄養が供給されなければ、当然生きてはいられません。

図7：歯の神経を抜くリスク①

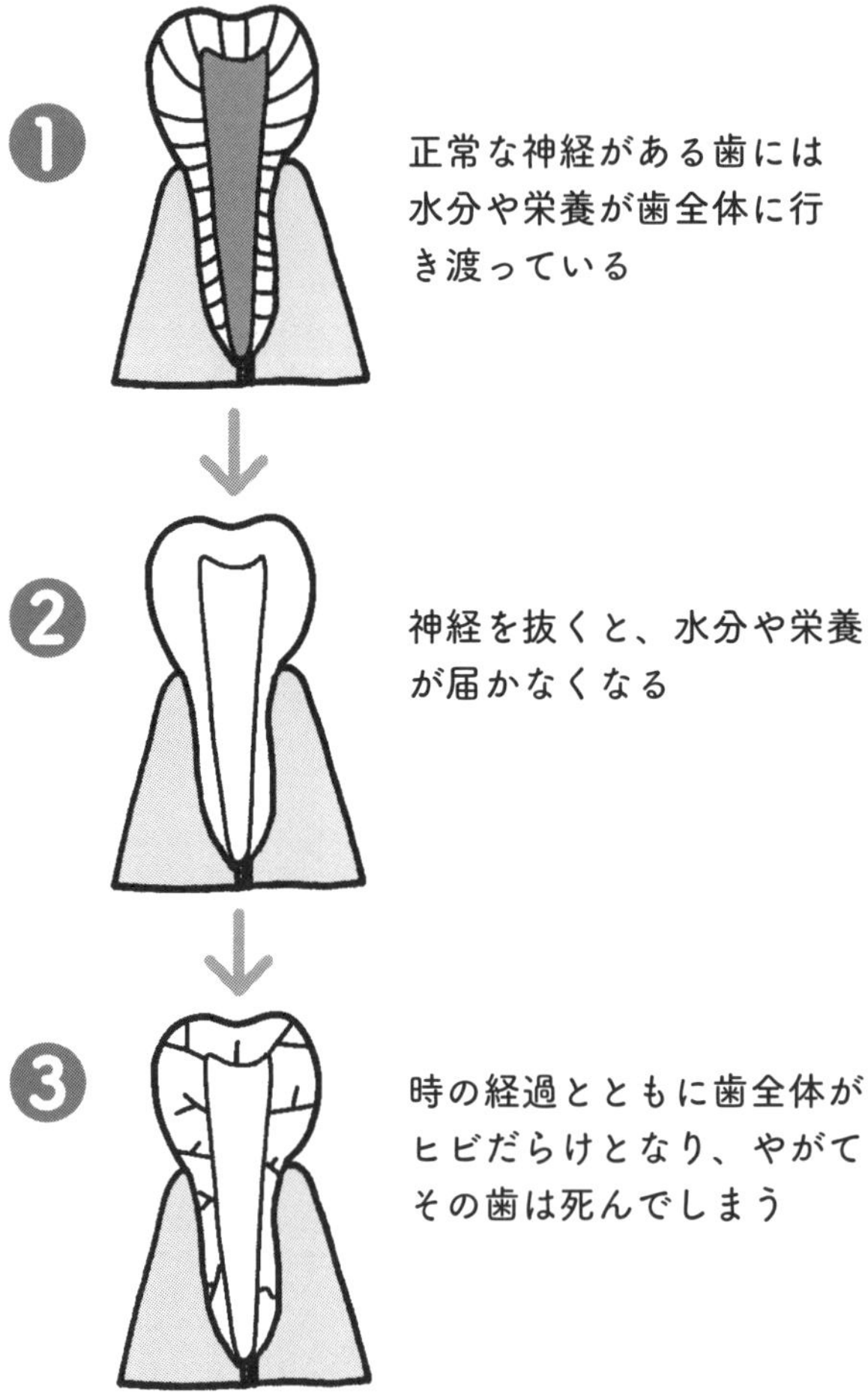
1
正常な神経がある歯には水分や栄養が歯全体に行き渡っている
2
神経を抜くと、水分や栄養が届かなくなる
3
時の経過とともに歯全体がヒビだらけとなり、やがてその歯は死んでしまう

先ほど言ったように、まさに歯が死んでしまうのです。死んでしまった歯は、やがてポキンと折れてしまいます。こうなると、もう抜くしかありません。

それだけではありません。**歯の神経を抜くと、歯周病のリスクが一気にはね上がります**。ある患者さんは、歯の健康にとても気を遣っており、七〇代でも自分の歯がすべてそろっていました。しかし、よく口内を観察してみると、過去に神経を抜いた歯が、すべて歯周病になっていたのです。どれだけ歯のケアに気を遣っていても、きれいに治療をしたとしても、神経を抜いた歯は、歯周病から逃れられないのです。

歯周病だけではありません。神経を抜くことは、さらに怖ろしい病気の原因にもなります。歯の中（象牙質）には、「象牙細管」と呼ばれる、直径〇・八～二・二マイクロメートルの細い管がはり巡らされています。この管をすべてつなぎ合わせると、なんと約四・八キロメートルにもなるそうです。神経を抜くと、この管に無数の細菌が充満します。この細菌の群れを、バイオフィルムと呼びます。

やがて、象牙細管の中のバイオフィルムが、歯根膜の外の血管へと流れ出します。するとその血管を通って、全身へ細菌が回ることになります**（図8）**。その結果、次のような命にかかわる病気をも引き起こすのです。

図8：歯の神経を抜くリスク②

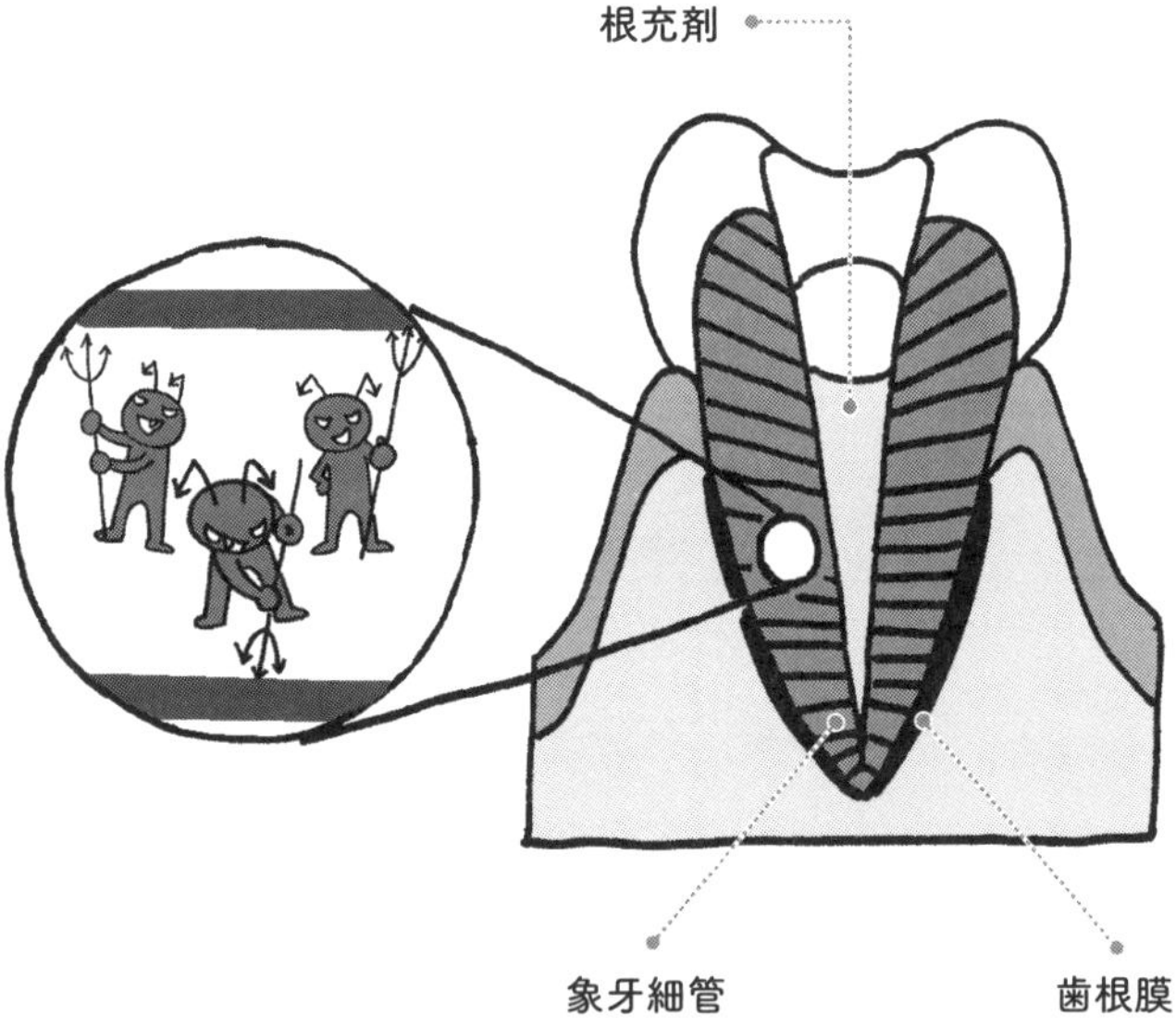

歯の神経を抜くことで、象牙細管に細菌が侵入する。
そして、歯根膜から全身へと細菌が流れ出す

・脳卒中
・虚血性心疾患（狭心症、心筋梗塞など）
・糖尿病
・メタボリックシンドローム
・関節性リウマチ

これを**歯性病巣感染症**と言います。中でもリウマチは、歯性病巣感染症の最たるものです。あるリウマチの専門医は「リウマチの患者さんで歯のいい人は見たことがない」と言っていました。それくらい相関関係があるのです。

また次のように、どの歯の神経を抜くかによって、細菌の流れていく場所が変わるとの説もあります。

・上の前歯の神経を抜く↓腎臓の病気になる
・下の小臼歯《しょうきゅうし》（犬歯の後ろ二本、前から数えて四番目と五番目の歯）の神経を抜く↓生殖器の病気になる

・奥歯の神経を抜く→大腸の病気になる

まだ因果関係は明らかになっていませんが、このように歯一つひとつと全身の臓器がつながっているという興味深い仮説です。いつか科学的に解明される日が来ることを期待したいと思います。

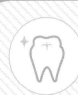

がんの原因にもなる「ボーンキャビテーション」

ここまで説明してきたように、歯を削ることによってむし歯が進行すると、最終的には歯を抜かざるをえなくなります。すると、さらに怖ろしい事態が待ち受けていることをご存じでしょうか。

歯を抜くことが、次に挙げるような病気の原因となるのです。

①心筋梗塞
②脳梗塞
③がん
④認知症

まず、心筋梗塞と脳梗塞について説明します。口の中には無数の細菌が存在しています。そのため、歯を抜いたときにできた傷口から、その細菌が入り込んでしまうことがあるのです。結果、その細菌が全身に回り、菌血症になる可能性があります。ですから歯を抜いた人は、治療後、三日間は献血をできない決まりになっています。血の中に細菌がひそんでいる恐れがあるからです。

菌血症は、自然治癒力が低下している人や、高齢者などはとくに注意が必要です。心筋梗塞や脳梗塞など、生命にかかわる病気を引き起こすことがあるからです。いわゆる突然死をした人の中には、この菌血症が原因の場合も多いと言われています。

また、私は**「ボーンキャビテーション」**という現象にも注目しています。

歯を抜くと、歯が生えていた場所に大きな穴が空きます。人間には自然治癒力があるので、次第にその穴はふさがるのですが、歯を抜いたときに歯根の周りを覆っていた「膜」が残ってしまうことが多いのです。

そうすると歯を支えている骨が、まだ歯があると勘違いし、穴をふさぐのをやめてしまいます。結果として、大きな穴だけが残ってしまう。これがボーンキャビテーションです**（図9）**。

図9：ボーンキャビテーション

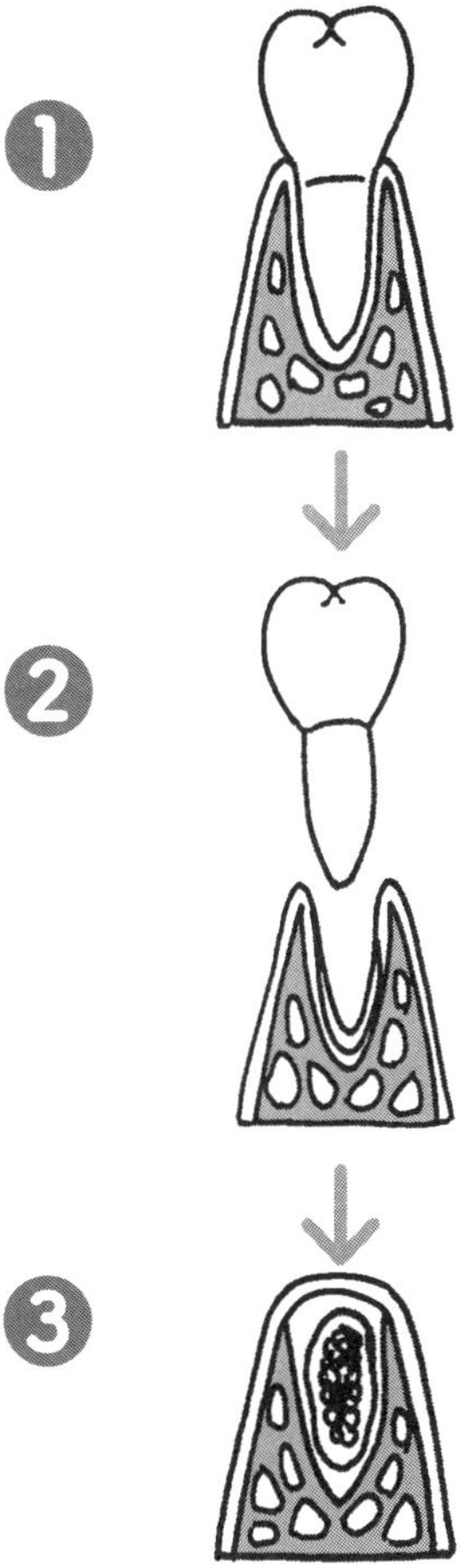

抜歯前

抜歯直後
（歯根膜が残る）

抜歯後は歯根膜を
包むように骨の中に
空洞ができる

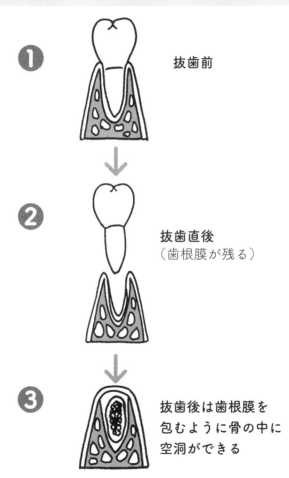

ボーンキャビテーションになると、そこが細菌の温床になります。増殖した細菌が全身に回ると、やはり心筋梗塞や脳梗塞などを引き起こすことにつながります。また、増殖した細菌を攻撃するために、白血球の中に顆粒球《かりゅうきゅう》という細胞が大量につくられます。顆粒球が大量につくられるとどうなるか？　がん細胞を攻撃する「ナチュラルキラー細胞」というリンパ球が減ってしまうのです。

結果としてがん細胞が増殖し、がんを引き起こすことにもつながるのです。実際、あるがん患者さんのボーンキャビテーションを治療したところ、がんが完治したとの報告もあり、がんとボーンキャビテーションの関係は無関係ではないと見られています。

歯を抜くことは、認知症にもつながります。

実際、ある大学の研究では、健康なお年寄りは平均一四・九本の歯が残っていたのに対し、認知症あるいはその疑いがあるお年寄りは、平均九・四本しか残っていませんでした。

噛む行為は、口に入れたものを咀嚼《そしゃく》するだけではありません。同時に、脳を刺激する効果があるのです。具体的には、人間の思考や創造性を担う前頭前野《ぜんとうぜんや》、そして記憶をつかさどる海馬《かいば》が刺激されます。そのことによって、認知症になりにくくなり、老化を抑えることができます。

逆に噛まない生活をしていると、まず海馬の神経細胞が死んでいきます。マウスを使った実験では、わざと噛み合わせを悪くしたマウスは、わずか一週間で三〇パーセントの神経細胞が死んだという結果が出ています。

もちろん、入れ歯を入れたり、インプラント（人工歯根）を埋め込んだりする方法もあります。しかしそれらもまた、うまく噛めない、違和感がある、痛みを感じるなどのトラブルが多く、実際、私の歯科医院にもたくさんの患者さんがいらっしゃいます。入れ歯やインプラントが合わなくて食事を楽しむことができなくなった、と肩を落とされる患者さんもいらっしゃいます。

人間にとって、食べることは最大の喜びのひとつです。人生一〇〇年時代にどこまで歯を維持することができるかが、晩年のＱＯＬ（クオリティ・オブ・ライフ＝生活の質）を左右する重要なポイントになると思います。

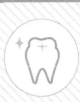

歯周病の原因は「炭水化物のとりすぎ」だった

歯周病は、細菌による歯茎の炎症と一般的にとらえられています。成人の八割がかかっていると言われるポピュラーな疾患です。ひどくなると、歯茎の土台となる歯槽骨が溶け、歯がグラグラするようになります。ここまで進行した場合、巷の歯科医院では抜歯を行ないます。次のような症状が歯周病のサインとされています。あなたはいくつあてはまりますか？

①歯磨きのときに出血する
②口臭がする
③歯肉がむずがゆい、痛い

④歯肉が赤く腫《は》れている
⑤朝起きたとき、口の中がネバネバする
⑥固いものが食べにくい
⑦歯が長くなったような気がする
⑧歯の隙間に食べ物が挟まる

歯周病は、歯磨きやデンタルフロス（糸ようじ）で歯垢《しこう》（プラーク）を掃除することで防ぐことができると言われてきました。それは本当でしょうか。先ほど、成人の八割が歯周病にかかっていると述べましたが、成人の八割が歯磨きをしていないのでしょうか。

そんなことはないはずです。むしろ私の経験では、きちんと歯磨きをしているのに、なぜか歯周病になってしまうと訴える患者さんが大多数です。つまり、歯磨きでは歯周病を根本的に防ぐことはできないのです。

では、歯周病を防ぐにはどうしたらよいのか。

それは「炭水化物をとらないこと」です。炭水化物が多く含まれる食べ物は、以下のようなものです。

・ご飯（白米）
・パン
・麺類（うどん、ラーメン、パスタ）
・さつまいも
・とうもろこし
・砂糖

歯周病が気になる方は、とくにこれらを控えるようにしてください。いわゆる「糖質制限」は、ダイエットや糖尿病に効果があるだけでなく、歯周病にも効果があるのです。私が患者さんに教えているのは、「食後三〇分経ってから、爪ようじで歯の表面または歯と歯の間を掃除してみてください」ということです。もし汚れがつくようだったら、炭水化物の食べすぎです。汚れがつかない程度でしたら、炭水化物をとってもかまいません。ただし、非常に少ない量になります。

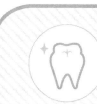

歯周病は「生活習慣病」の一種

炭水化物は、車で言うガソリンです。人間を動かす燃料、エネルギー源になる物質です。車はガソリンをタンクに蓄えることができます。しかし人間は、「脂肪」として蓄えるのです。

トンカツや天ぷらなど、揚げ物を食べると脂肪が増えると思いがちですが、実は炭水化物も同じように脂肪を増やします。脂質だけでなく、糖質もまた脂肪の材料になるのです。

カロリーを気にして、衣をはがして揚げ物を食べる人もいますが、実はそれほど注意しなくて大丈夫です。なぜなら揚げ物は、そんなにたくさんの量を食べられないからです。一日三食、すべて揚げ物という方はあまりいませんよね。

しかし炭水化物は、普通に生活しているつもりでも、過剰にとりすぎているケースが多く見られます。患者さんの食生活を聞くと、朝にパンを食べ、昼に麺類を食べ、夜に白いご飯を食べている。これでは完全に炭水化物のとりすぎです。

炭水化物をとると、一時間以内に胃や小腸でブドウ糖に分解されます。ブドウ糖の一部はエネルギー源として使われますが、余った分は脂肪細胞にとり込まれ、脂肪細胞を大きくします。脂肪細胞は、大人になると数は変わりません。大きさが変わるのです。こうして細胞一つひとつが巨大化した状態が、メタボリックシンドローム（メタボ）と呼ばれる状態です。

問題は、巨大化した脂肪細胞から、悪玉アディポサイトカインというホルモンが分泌されることです。**悪玉アディポサイトカインには身体に炎症を起こす作用があり、糖尿病、高脂血症、高血圧、動脈硬化などを引き起こします。これが歯茎に作用すると、歯周病を引き起こす**というわけです。つまり、歯周病は生活習慣病の一種と言えるのです。

生活習慣病が「現代病」と言われるように、歯周病もまた現代病です。

私が大学で歯科医学を学んでいた四五年前は、歯周病（当時は歯槽膿漏《しそうのうろう》と呼ばれていました）は、それほど多くありませんでした。ところが時代を経るごとに、生活習慣病（こちらは成人病と呼ばれていました）や肥満が増え、社会問題となっていきます。それと比例するかのように、歯周病も増えていきました。現在では「成人の八割」ですから、長年、歯を診てきた私からすると隔世の感があります。

学生時代、ボランティアで小学校の歯科検診のお手伝いに行っていたのですが、田舎では歯周病のサインである歯石の付いた子どもはほとんどいませんでした。同様に、肥満の子どももほとんどいませんでした。しかし都心に近くなるほど、歯に歯石が付いており、同時に肥満の子も多く見られるようになりました。当時はなぜだろうと思っていたのですが、いまではその理由がよくわかります。

また、予防歯科の普及のため、年に四度訪れているラオスでも似たような経験があります。私はここ二年間よく訪れているのがカムアン県です。ここの田舎町や無医村の保健センターに無料診療へ行きます。そこではみな野菜を中心とした伝統的な食生活をしています。検診をするとやはり、歯周病の人がまったくいないのです。肥満、糖尿病、高血圧の人もいません。

ところが同じラオスでも、ある地域だけは歯周病がとても多いのです。肥満、糖尿病、高血圧の人もたくさんいます。どうしてなのかと不思議に思っていたのですが、あとから理由が判明しました。

その地域には、ある日本企業の工場があるのです。ですから街には、日本人向けのレストランやファストフードのお店、スイーツのお店などがたくさんあります。元々の住人も伝統的な食生活を捨て、いまの日本人のような食生活に染まっていったわけです。

カムアンの人たちのような質素な食事をしていれば、歯周病にならないことはもちろん、肥満、糖尿病、高血圧にもなりません。くり返しますが、まさに歯周病は生活習慣病なのです。

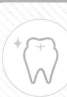

歯周病が「がんの早期発見」につながる

さらに歯周病は、がんとも深い関係があります。

がんは三〇年近く、日本人の死亡原因の第一位で、全体の約二八パーセントの人ががんで亡くなっています。そんな怖ろしい病気と歯周病が、どのように関係しているのでしょうか。

以前、こんな患者さんがいらっしゃいました。その方は長年、私の歯科医院に通い、予防に努めていたのですが、あるとき急激に歯周病が悪化したのです。このような場合、薬を飲み始めた、食生活が変わった、など何らかの理由が必ずひそんでいます。

しかし、この方は思い当たるふしがないと言います。そこで私は特殊な機器（SKY－10）を使って、全身の健康状態を測定しました。すると、極端に免疫力が下がっているとことがわかったのです。

私は、大きな病院での精密検査を勧めました。すると、なんと小さながんが見つかったのです。

このように、口の中のささいな異変から、大きな病気を見つけることは、珍しいことではありません。とくに歯周病は、身体の免疫力、あるいは自然治癒力の低下が関係していることが多く、私は「大病のサイン」だと考えています。

一番よくないのは、身体からのサインを無視することです。みなさんもぜひ、歯周病の症状が急に進んだなと感じたら、身体からのサインだと思って病院で検査を受けてみてください。あるいは最近の生活をふり返って、食生活が乱れていないかとか、睡眠は足りているかとかを考えて、思い当たるふしがあれば、改善するよう努めてください**（図10）**。

歯周病とがんの話に戻ると、歯周病の原因とがんの原因が同じであることも、最近の研究でわかってきました。

がんの原因のひとつとして、**「原核細胞の変異」**があります。

人間の身体はおよそ六〇兆個の細胞からできていると言われますが、それぞれの細

図10：歯周病と全身疾患

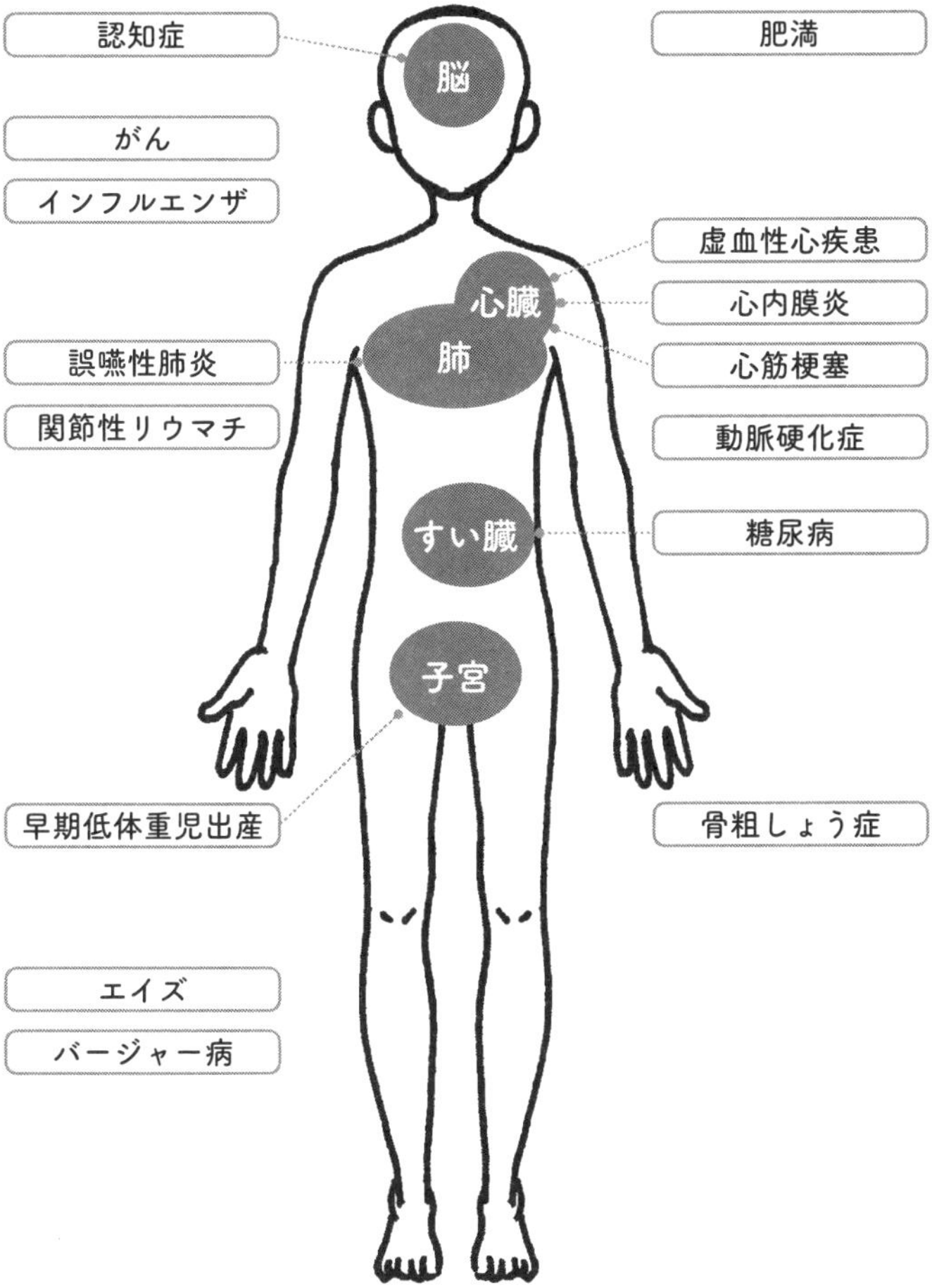

胞には核となるものが存在します。ひとつは真核細胞、そしてもうひとつが原核細胞です。

原核細胞は、炭水化物を代謝（処理）する機能を持っています。しかし、過剰に炭水化物をとり、代謝しなくてはいけない量が多くなると、原核細胞が暴走し、突然変異を起こします。本来、人間の細胞は簡単に変異しないのですが、この細胞は原始的な構造をしているので、簡単に変異してしまうのです。

そうして生まれるのが、がん細胞です。すべてがこの原因ではありませんが、がんはいまや日本人の三人にひとりがかかると言われる病気です。注意してしすぎることはないでしょう。

くり返しますが、炭水化物を過剰にとらなければ、がんの原因となる原核細胞の変異は起きません。歯周病を予防することは、そのままがんを予防することにもつながるのです。

ただ、ひとつだけ付け加えておきたいことがあります。原核細胞が突然変異し、がん細胞が生まれたとしても、ただちにがんという病気を発症するわけではない、ということです。

そもそも人間の体内では、健康な人でも、一日に五〇〇〇個のがん細胞が生まれていると言われています。その中には、原核細胞の突然変異から生まれたがん細胞も含まれます。

しかし人間には、本書でもたびたび申し上げてきたとおり、自然治癒力が備わっています。がん細胞が生まれても、ナチュラルキラー細胞がすぐにがん細胞を攻撃して死滅させます。だからこそ、私たちは毎日元気でいられるのです。

ところが自然治癒力が低下すると、ナチュラルキラー細胞が働かず、発生したがん細胞をすべて死滅させることができません。そのため、がん細胞が増殖し、がんという病気になってしまうのです。

自然治癒力を上げれば、むし歯にも、歯周病にもならないと述べてきましたが、がんとも深いつながりがあったのです。

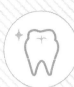

「親知らず」を抜かずに治療する方法

みなさんは親知らずを「不要なもの」と思っていませんか？　人間の身体で不要なものはひとつもありません。親知らずとは、上あごと下あごの一番奥に生える歯のこと。人間の歯は計三二本ありますが、そのうち四本は親知らずというわけです。

ほかの歯が生えそろったあと、一〇代後半から二〇代にかけて生えてくることから、この名前がつきました。正式には「第三大臼歯《だいさんだいきゅうし》」といいます。

元々、親知らずは一番奥の歯として立派に機能していました。しかし食生活が変わり、柔らかいものばかり食べるようになったため、あごは退化して小さくなりました。その結果、親知らずの生えてくるスペースが狭くなり、横向きに生えたり、斜めに生えたりするようになったのです。

ですから本来は、あごが小さくならないように、固いものをきちんと食べるなどすべきです。しかし現代人は親知らずを悪者扱いし、すぐに抜こうとします。これが大きな間違いなのです。先ほど、歯を抜くことの怖ろしさをお伝えしました。親知らずも、抜けば同じことが起こります。すなわち、ボーンキャビテーションができて、心筋梗塞や脳梗塞などの原因になるのです。親知らずの痛みからは解放されるかもしれませんが、もっと怖ろしい命にかかわる病気を招くのです。

しかも親知らずは、ほかの歯を抜くよりも、ボーンキャビテーションができるリスクが高まります。親知らずは一番最後に生えてくる歯ですから、歯周病などを持っておらず、比較的、健康なケースが多いのです。したがって、ボーンキャビテーションの原因となる歯根膜も健康な場合が多い。健康な歯根膜はそれだけあごの骨にしっかりとくっついているので、どうしても残りやすいのです。ほかの歯も抜いてはいけないのですが、とくに**健康な親知らずは抜かない**ようにしてください。

では、もう抜いてしまった方はどうすればよいのでしょうか。できることはふたつあります。

ひとつはボーンキャビテーションができていないか、歯科医院でチェックしてもらうことです。もしできていたら、きちんと歯根膜まできれいに掻き出してもらうことを歯科医師にお願いしてみてください。レントゲンを撮るとよくわかるのですが、ボーンキャビテーションの中が腐ったようなものでいっぱいになっていることがあります。それを掻き出すことで、いろんな病気や不調が消えたという事例もあります。

問題は、歯科医師の多くがボーンキャビテーションの存在自体すら知らないことです。私の歯科医院に来ていただくのが一番ですが、難しい場合は電話で「ボーンキャビテーションを診てもらえますか？」と聞いてみるのがよいでしょう。もし、「それはなんですか？」といった反応が返ってきたら、その歯科医院には行かないことです。

親知らずを抜いてしまった人ができる対処法のふたつ目は、くり返しになりますが、自然治癒力を上げること、そして炭水化物を控えることです。親知らずが痛くなる理由のほとんどは、歯茎の炎症です。歯ブラシが届きにくく、細菌が発生しやすいのが原因です。しかし、炭水化物を控えれば、炎症の元になる細菌は発生しません。また、細菌が発生したとしても、自然治癒力を上げれば炎症になりません。私がこれまでお伝えしてきた歯周病対策を実践すれば、親知らずは痛くならないのです。

もし親知らずが痛い場合は、痛みが止まるまで何も食べないことです。どうしてもお腹がすいた場合は、野菜等で作ったスムージーくらいにしてください。「歯が痛い」ということは「食べるな」ということです。

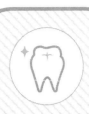

口臭がなくなるスゴい方法

先ほど、歯周病は「病気のサイン」であるとお伝えしましたが、口臭もまた「病気のサイン」です。自然治癒力が低下していたり、内臓の機能が弱っていたりする可能性があります。慢性副鼻腔炎《まんせいふくびくうえん》（蓄膿症《ちくのうしょう》）、咽頭炎《いんとうえん》、あるいは口腔《こうくう》がんといった病気がひそんでいることもあります。

とはいえ、口臭は自分ではなかなか気づかないものです。ですから、もしパートナーの口臭が気になったら、ぜひ指摘してあげてください。もちろん「臭い！」と文句を言うのではありません。

「最近、どこか身体の調子が悪くない？」

「少し休んだほうがいいんじゃない？」

そんなふうに労ってあげてほしいのです。

もし、自分の口臭を知りたい場合は、口臭を数値で測定する機械があります。私の歯科医院にもありますから、気になる方はご相談ください。また、簡易的なものであれば、市販もされています。

さて、口臭の原因はいくつかあるのですが、もっとも多いのは歯周病、むし歯、歯垢、舌苔《ぜったい》（舌に付着する細菌のかたまり）です。これらの原因は炭水化物なので、**口臭を抑えたければ細菌のエサとなる炭水化物をとらないこと**です。

よく口臭を抑えるために歯磨きをする人がいますが、実はまったく意味がありません。むしろ経験上、歯磨きを一生懸命している人ほど、口臭を測ってみると高い数値が出る傾向があります。

口臭ケアを謳うタブレットなども、気休めにすぎません。ミントの匂いでごまかすことができるのは一瞬で、根本的な解決にはなっていません。口臭を抑えたいなら、炭水化物をとらないこと。これが唯一の方法だと覚えておいてください。

一方で、食べ物そのものが原因の口臭もあります。とくにニンニク、ネギなどは臭いが出やすいとされています。しかし、こうした臭いの強い食品は、自然治癒力を上げてくれます。病的な口臭と違って、時間が経てば自然に消えますから、できれば積極的にとってほしいものです。

ちなみに、体臭に出やすい食品で意外なのは、鶏肉です。私は仕事柄、臭いに敏感なのですが、鶏肉を召し上がった患者さんの体臭はすぐにわかります。男性の加齢臭に近い臭いです。原因は飽和脂肪酸、つまり油です。意外ですが、一番体臭が出にくいのは豚肉で、次が牛肉、もっとも体臭が臭うのは鶏肉です。私はあらゆる肉食を控えるべきだと思っているのですが、体臭を出さないためにも、少なくとも鶏肉は控えるようにしてください。

また、ドライマウス（口内の乾燥）が口臭の原因になるとよく言われます。だ液には口内の細菌を殺す、いわば自然治癒力がありますから、メカニズムとしては間違いではありません。

ここで、ドライマウスを改善するエクササイズをご紹介しましょう。

両耳のすぐ前側を触ってみると、こぶのような骨の出っ張りがあると思います。そ

図11：耳下腺と顎下腺のツボ

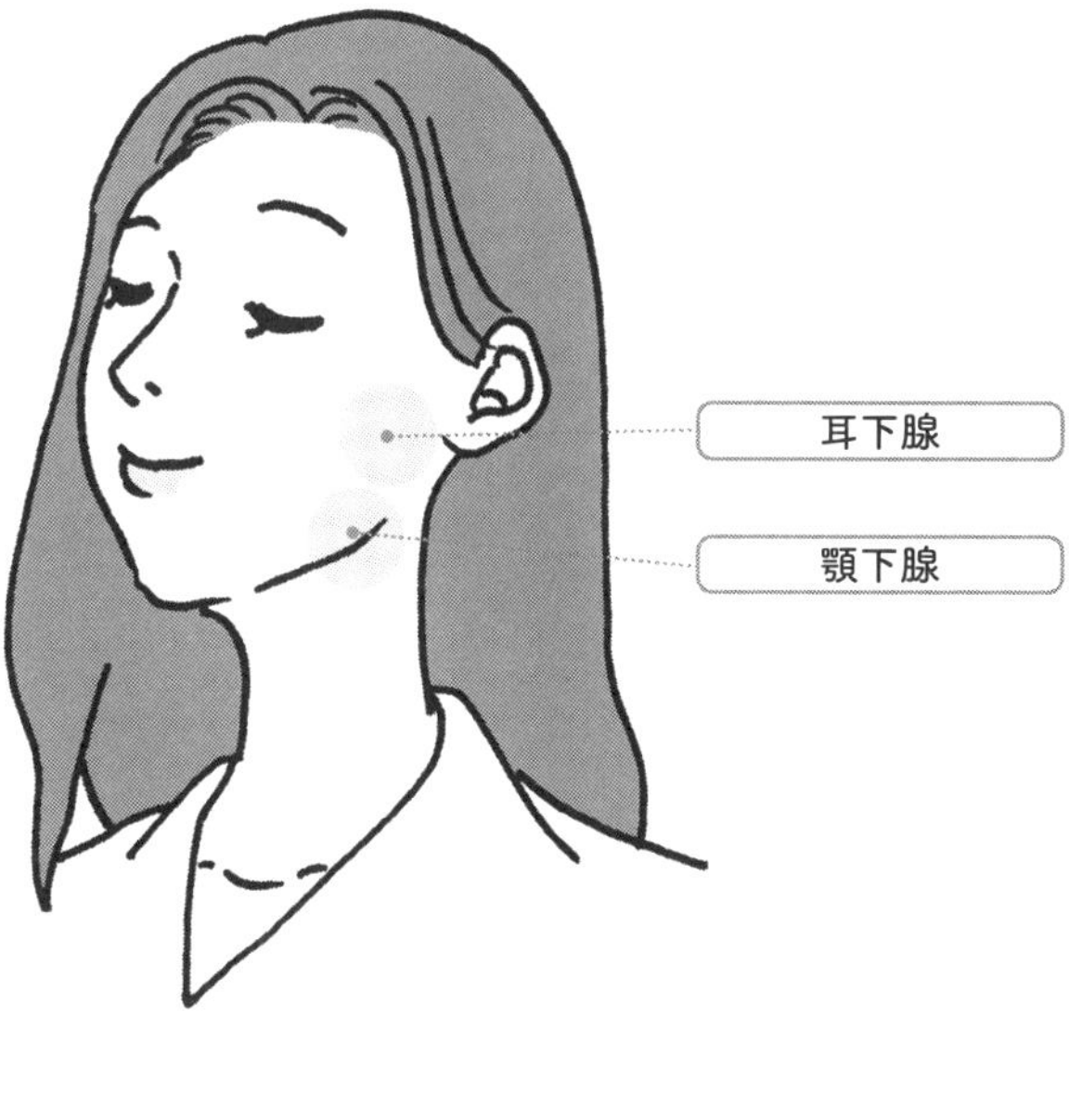

の下にくぼみがあるのはおわかりでしょうか。ここにはだ液を分泌する「耳下腺《じかせん》」がありま す。少し痛いかもしれませんが、耳下腺を指で押してみてください。するとそれだけでだ液が分泌されます。一日に数回、気づいたときにやってみてください。少しくぼんだところに、あごの骨の出っ張りがあるのがおわかりでしょうか？ そこを先ほどと同じように押してみてください。やはりだ液が分泌されるのが実感できると思います（**図11**）。

もうひとつのポイントはストレスです。自律神経のうち、交感神経がいつも優位に立っていると、だ液が出にくくなります。のちほど紹介する瞑想などのリラクゼーションを試してみてください。ただ、ドライマウスであろうが、炭水化物をまったく食べていなければ、口臭は出ません。ガスの元栓を締めておけば、火事にならないのと同じです。炭水化物という「元栓」をしっかり締めておくようにしましょう。

また、そのほかの予防策についても図表にまとめておきました。参考にしてください（**図12**）。

図12：口臭予防策

舌による洗浄	**舌による口内の洗浄法** 舌の付け根にだ液の出る穴があり、舌を動かすことにより、そこからだ液が反射的に出ます。このだ液を使い、口の中をくまなく洗います。特に歯並びの外側と唇やほっぺの間は念入りに舌を使い、洗いましょう。そうすると、口の中の口臭を出す細菌が洗われ、口臭が減少します。ただし、あくまで応急的方法であることを念頭においてください。
舌清掃	**舌ブラシやタングクリーナーによる舌清掃** 口臭の発生源は舌ですので、舌背の歯垢を除去することによって口臭を予防することが可能です。舌の清掃は 1 日 1 回が原則です。あまり、力強くしたり、回数を多くすると逆効果ですのでご注意ください。
うがい	**水による「うがい」** 病的口臭でなければ水による「うがい」でも十分に口臭が消えます。ただ、効果時間は短いので注意してください。 **洗口剤による「うがい」** 病的口臭の方は洗口剤の使用が効果的です。たくさんの種類の洗口剤が市販されていますので、どれを選んでもある程度は効果が期待できます。ただし、常在菌を殺してしまうので長期連続使用は避けましょう。
チューインガム	**チューインガムの効果** チューインガムの口臭予防効果は機械的と化学的の２つの作用があるが、科学的作用のクロロフィルやフラボノイドは実際に薬剤としての効果 はないとのことです。従って機械的な効果のみですので、どれでも差がないと思われます。ただ、キシリトールガムは pH を下げないので予防効果がありそうです。
ハーブティー	**ハーブティー** ハーブティーにおいても臨床的にはあまり効果がない、とアメリカで行われた国際口臭学会で報告があったそうです。
お茶	**カテキン効果** お茶の成分であるカテキンは消臭効果があると言われています。最近はカテキン成分だけを抽出したサプリメントが出ています。
だ液分泌	**だ液分泌機能促進** 「むし歯」・「歯周病」もだ液分泌機能が大きく影響していますが、口臭もこのだ液分泌機能が大きく左右します。また、現代人はだ液分泌機能が低下しているとも言われています。そこで、「むし歯」・「歯周病」予防も兼ねてだ液分泌の促進させる方法をお教えします。 だ液分泌機能促進させる方法は普段食事時によく噛むことです。「一口 30 回以上」噛んでからのみ込んでください。

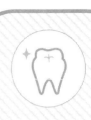

歯磨きなんてしなくていい

「一日三回、三分間、必ず歯を磨きなさい」

多くの人は、こんな教育を受けて育ったのではないでしょうか。ですから、歯を磨かないと落ち着かない、気持ちが悪いという気分にもなったりします。

しかし、それは「洗脳」にすぎません。実際、ＷＨＯによる二〇〇三年のレポートには、「歯磨きとむし歯予防との間には、明確な相関関係を示す根拠はない」と書かれています。

私は歯磨きを推奨していません。**歯磨きは対症療法**にすぎず、むし歯を根本から予防するものではないからです。むしろ私の経験上、歯磨きをきちんとしている人ほどむし歯になっています。

「歯磨きをしっかりしているから、自分はむし歯にならないだろう」

そんな油断があることも、ひとつの理由ではないかと思います。

そもそも私が子どものころは、まわりで歯磨きをしている人はほとんどいませんでした。それでも、現在よりずっとむし歯が少なかった。「歯磨きをしましょう」という風潮が高まってきたのは、私が歯科医師になった四〇年前くらいです。歯磨きの歴史は思っているより短いのです。**歯磨きは、炭水化物で口の中が汚れている場合のみ**でけっこうです。


私が一番問題だと思っているのは、歯磨き粉です。

理由はいくつかあるのですが、まず研磨剤の問題があります。ドラッグストアなどで販売されている歯磨き粉の多くには、研磨剤（顆粒《かりゅう》）が入っています。これが歯の表面、つまりエナメル質を削ってしまうのです。

「ちゃんと歯磨きをしているのに、歯が茶色くなってしまうんです」

こんな相談を患者さんからよく受けるのですが、私からすると当然です。

エナメル質は半透明なのですが、歯磨きによって削られて、薄くなってくると、その下にある茶色の象牙質が透けて見えてきます。「歯が茶色くなる」のは汚れではなく、象牙質の色だったのです。

もっと怖ろしいのは、歯磨き粉に含まれるさまざまな化学物質です。泡を立てるために使われる「ラウリル硫酸ナトリウム」は、人体にとってきわめて有害です。とくに口内の粘膜は、化学物質を吸収しやすい性質を持っています。ほかの皮ふと比べて、なんと吸収率が四八倍もあるのです。口に入れてよいものではありません。口内の粘膜から吸収された化学物質は、血管を通って全身に運ばれ、たった一五秒で心臓に達すると言われています。また肝臓や、女性の場合は子宮に蓄積し、肝機能障害やがんなどの病気の原因になります。

そのほか湿潤剤として使われる「ソルビトール」や「グリセリン」、香味料として使われる「サッカリンナトリウム」などにも注意が必要です。パッケージの成分表をしっかり確認して、もし歯磨き粉をどうしても使いたい場合は、天然成分でつくられているものを選びましょう。

あえて私が勧めるとすれば、活性炭です。食用の活性炭がサプリメントとして販売されていますが、それを歯ブラシにつけて磨くのです。カプセルに入っている場合は、割ってからとり出して使ってください。

活性炭にはミクロンレベルの小さな穴がたくさんあいています。その穴に有害物質を吸着する作用があります。飲めば腸内の悪いものを吸収して、便として出してくれます。歯磨きとして使う場合は、むし歯の元になる細菌はもちろん、色素を吸着する作用もありますので、歯が白くなる効果が期待できます。

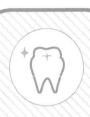

マウスウォッシュで「常在菌」が死ぬ

マウスウォッシュ（口腔洗浄剤）は最悪です。歯磨き粉同様、ラウリル硫酸ナトリウムなどの化学物質が含まれているうえ、**歯磨き粉よりも殺菌力が強い。そのため口内の常在菌も殺してしまう**のです。

常在菌とはその名のとおり、人の身体に常に存在する菌で、悪玉の細菌から身体を守るなどの役目を果たしています。最近では「腸内細菌」に注目が集まっていますが、口の中にも常在菌はおり、細菌が体内に侵入することを防いでいます。

しかしマウスウォッシュで、悪玉の細菌もろとも常在菌を殺してしまうと、免疫力が低下することになります。その結果、むし歯や歯周病はもちろん、口内炎、口角炎などの口腔トラブル、さらに口から細菌が体内に侵入するので、全身のさまざまな病気にもつながるのです。

マウスウォッシュをどうしても使いたい方は、「ポイックウォーター」という製品があります。純度の高い水と塩を電気分解してつくられており、殺菌力が高いうえに、化学物質を一切使っていないので安全です。ただし、ドラッグストアでは置いてありません。歯科医院で聞いてみるか、インターネット通販を利用してください。

キシリトール入りのガムを噛むことも、むし歯予防になると言われています。確かに、ガムを噛むことでだ液が分泌されますから、ドライマウスの予防にはなるでしょう。「ノンシュガーのものであればよいのでは」と思いがちですが、ノンシュガーと謳われている食品に使われているアスパルテーム、アセスルファムK、スクラロースといった人工甘味料は、発がん性をはじめとした安全性への疑いが指摘されており、砂糖とはまた別の意味で問題があります。また、キシリトールには、重篤《じゅうとく》な肝機能障害を引き起こす副作用が取り沙汰されています。体質によってはお腹がゆるくなる副作用もあるので、私はお勧めしていません。

デンタルフロスも推奨しません。歯茎を傷つける恐れがあるからです。傷口から細菌が入りやすくなり、炎症を起こす原因となります。歯磨き粉やマウスウォッシュを使っている場合は、傷口から化学物質が体内に入る恐れもあります。デンタルフロスは使わないほうがよいでしょう。

ここまで歯磨きに関する注意点をお伝えしてきました。「こんなの信じられない！」とおっしゃる方もいるでしょう。確かに、子どものころに受けた「洗脳」から自由になるのは難しいことです。しかし常識は、時代とともにどんどん変わっていくもの。常に新しい情報をキャッチして、自分が当たり前だと思っていることは、その都度、本当に正しいのか検証してほしいのです。歯が汚れない食生活が望ましいのです。当たり前と思わず、自分の頭で考えることが何より大切だと思います。

第3章

歯も身体も元気になる生活習慣

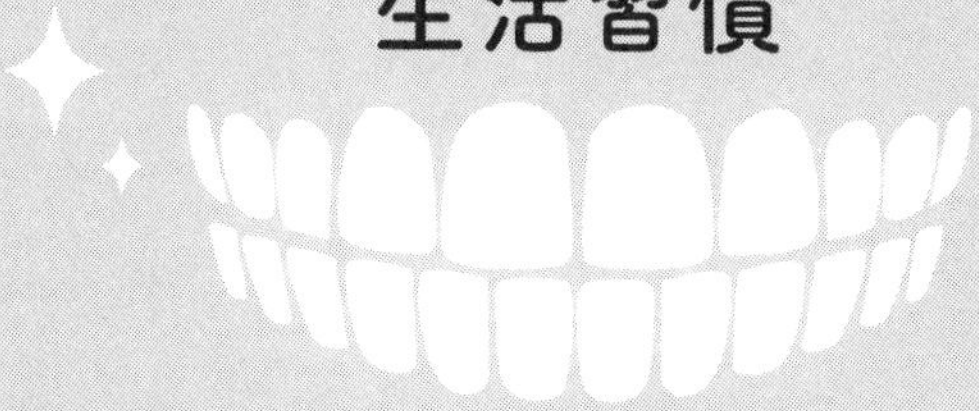

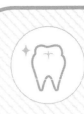

私たちは何を食べればよいのか

これまでお伝えしてきたように、私の治療の一番の柱は**「砂糖カット」**です。ところが甘いものを避けているつもりでも、知らぬ間に砂糖をとっていることがよくあります。次に挙げるのは、実は砂糖が入っている意外な食品の例です。

・無糖の缶コーヒー（無糖と表示されていても入っている）
・調味料（加工しょう油、ソース、ドレッシングなど）
・ほとんどの日本のパン（海外のパンにはほとんど入っていない）
・麺類の汁（蕎麦、うどん、ラーメンなど）
・市販の漬物

・わさび（辛さの調整を砂糖で行っています）
・加工塩（表示を確認すること）
・サプリメント
・たばこ
・薬剤（糖衣錠）

このように一見、砂糖が含まれていないように思えるものにも、実は砂糖が含まれていたということはよくあります。買い物をするときは、商品表示を確認することが大事です。「甘いかどうか」だけで判断しないようにしてください。

ちなみに私は蕎麦が大好きなのですが、できるだけ蕎麦つゆは控えるようにしています。お勧めは、大根おろしを出汁で割り、しょう油を少し入れたものを蕎麦つゆ代わりにすること。行きつけの蕎麦屋さんで教えてもらいました。とても美味しいので試してみてください。

また、「人工甘味料はとってもよいのですか？」という質問もよく受けます。砂糖ではないので、むし歯とは関係ありませんが、発がん性が認められるなど、身体に害を及ぼす可能性があります。自然治癒力を低下させないためにも、摂取は控えたほうがよいでしょう。

砂糖以外にも避けたほうがよい食品があります。その筆頭が、肉です。肉にはコレステロールを増やす飽和脂肪酸が含まれており、動脈硬化、心筋梗塞、脳梗塞など血管性疾患の原因になります。また、大腸がんの原因にもなると言われています。

以上が一般的な理解ですが、それ以上に私が懸念するのは、**肉を食べることで自然治癒力が低下する**ことです。

第1章で、自然治癒力が低下している人は「酸性体質」であることをお伝えしました。身体が酸性に傾くのは、食生活が大きく影響しています。普段の食生活で、酸性のものを食べれば酸性になりやすく、アルカリ性のものを食べればアルカリ性になることは事実です。もちろん、アルカリ性食品をたくさん食べて酸性食品を減らすことは重要です。しかし、柑橘系のフルーツは酸性ですが、体内に入るとアルカリ性に変化するので、たくさん食べても問題ありません。ただ、口内では酸性のままですので、歯の表面を溶かすことはありえます。基本的には、野菜・果物以外の酸性食品は控えることがコツとなるでしょう。

私自身、砂糖をやめた約二〇年前から、肉をほとんど食べていません。

かつて体重が八五キロもあったころは、肉をよく食べていました。とくに牛肉が好きで、焼肉、すき焼き、なんでも食べていました。

しかしあるとき、肉を食べた翌日は、朝から疲れていることに気づいたのです。そんなとき、たまたま行きつけの肉料理の店が休みだったので、魚を食べたところ、翌日の体調がまったく違ったのです。

食べるものでこんなに変わるのかと驚いた私は、食の研究を重ね、自らも実践するようになりました。それが本書のベースとなっている「小峰式完全予防歯科プログラム」につながっています。

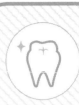

「一日一食」が自然治癒力のスイッチを入れる

むし歯の原因が「血糖値スパイク」であることは先述したとおりですが、血糖値スパイクもまた、普段の食生活と密接にかかわっています。

血糖値スパイクを招く原因は、「早食い」と「炭水化物」です。

四〇年間で三万人もの患者さんを診てきましたが、むし歯の患者さんの多くはラーメンや丼ものが好物です。どちらも炭水化物のかたまりのような食べ物で、なおかつ時間のとれないお昼に、かき込むようにして食べる。ブドウ糖が急激に血流に流れ込みますから、当然、血糖値は急上昇します。

また、早食いをすると、つい食べすぎてしまいがちです。なぜなら満腹中枢は、食事を始めてから二〇分経たないと働かないからです。逆にゆっくり二〇分以上、時間をかけて食べれば、量が少なくても満足感を得ることができます。

私がボランティアで訪れているラオスの大学では、ランチタイムが三時間あります。仕事は午前中が一一時でおしまい。午後は二時から開始です。ランチはときにビールを飲みながら会話をして、ゆっくり食べます。

たまに日本の若い先生を海外に連れていくと、休みなく食べ物を口に運び続け、あっという間にたいらげてしまうものですから、同席した現地の人たちは目を丸くしています。早食いは日本人特有のクセなのだと思います。

たとえ忙しい毎日にあっても、少し心を落ち着けて「ゆっくり食べる」ことを心がけてください。

むし歯になりやすい人には、もうひとつ特徴があります。「食べる回数」が多いのです。

私たちは朝、昼、晩と、「一日三食、食べなさい」と教えられてきました。三食どころではないかもしれません。三時におやつを食べ、寝る前には夜食を食べるなど、「一日五食」が当たり前の人もいます。

私の祖母は、最後までボケることなく、九六歳の天寿をまっとうしたのですが、ずっと一日一食でした。小さいころの私は、よく「食べすぎだ」と祖母から叱られたものです。一方、母はとにかく「食べろ、食べろ」でした。食事を残したり、朝ごはんを食べなかったりすると叱られました。

真逆のことを言われるので、幼い私はどちらが正しいんだろうと、ずっと疑問に思っていました。しかし、いま考えると、祖母の言っていたことが正しかったと思います。

まず人類は、そもそも一日一食でした。食べたり、飲んだりするのに適している時間は、昼の一二時から夜の八時まで。食事はこの時間帯に一回だけとるのが、ヒトという生き物の自然な姿でした。

ちなみに夜の八時から翌朝の四時までは消化・吸収の時間。朝の四時から昼の一二時までが消化器官を休める時間と言われています。

それが近代になり、物質的に豊かになると、一日二食、一日三食、ついには一日五食と、どんどん食べる回数が増えていきました。しかし人間の身体は、そうそう変わるものではありません。そのため、血糖値が上がりっぱなしになり、むし歯も増えているのです。

とくに夜に食べるのはよくありません。経験上、夜八時以降に食事をしている人は、歯が折れたり、ヒビが入っている人が多くいます。

夜八時以降に食事をすると、夜中、寝ているときに低血糖を起こします。低血糖になるとアドレナリンというホルモンが出ることをお話ししましたが、アドレナリンは「闘争のホルモン」なので、身体にギュッと力が入ります。それで歯をくいしばるため、歯が折れたり、ヒビが入ったりするのです。

看護師をしているある患者さんは重度の歯周病で、何をやっても治らない状態でした。そこで、「夜勤のときはお茶と水以外、一切、飲んだり食べたりしないでください」と指導したところ、みるみるよくなっていきました。「歯周病だけでなく体調もよくなった」と彼女は言っていました。

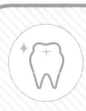

二〇年、風邪をひかない私の食生活

ここで私自身の食生活を少しお伝えしておきましょう。

まず、朝は基本的に食べません。先ほど説明したとおり、朝は消化器官を休める時間だからです。どうしてもお腹が空いているときだけ、新鮮なフルーツを二～三切れ食べます。あとは、温かい紅茶を飲みます。紅茶には身体を温める作用があるからです。体温が高いほど免疫力が高く、むし歯や歯周病のみならず、がんにもなりにくいことはすでに証明されています。本当はコーヒーも好きなのですが、コーヒーは逆に、身体を冷やす作用があります。仕事に向けてエンジンをかける意味でも、朝はコーヒーより紅茶が適していると考えています。

昼は本来であれば、食事をするのにふさわしいゴールデンタイムなのですが、ここで食事をすると、午後から眠くなってしまいます。歯の治療はとても繊細な作業ですから、職務上、それは許されません。そのため昼も、できるだけ食べないようにしています。食べるとしたら、私の好物である蕎麦をつまむ程度でしょうか。

「GI値」という言葉をご存じでしょうか？　グリセミック指数といって、食後の血糖値の上昇度を示す値です。蕎麦はこのGI値が比較的、低いのです。そのため血糖値スパイクが起きにくく、眠くなることもありません。

左に代表的な食品のGI値を挙げましたので、参考にしてください。

〈GI値の高いもの〉

- ご飯（白米）
- 食パン
- うどん
- じゃがいも
- 砂糖

〈GI値の低いもの〉
・玄米
・全粒粉パン
・蕎麦
・レタス
・りんご

残るは夕食ですが、夕食だけは好きなものを食べます。もちろん、甘いものや肉などは食べませんし、炭水化物も控えますが、好きなお酒は飲みますし、美味しい魚や野菜もいただきます。

人間にとって、食べることは喜びです。一日一食のうち、唯一の食事まで細かく制限してしまうと、人生がつまらなくなってしまいますし、長続きだってしないでしょう。一日一食のコツは、頑張りすぎないことです。ただし、腹八分目に抑えること、夜八時以降はできるだけ（会食のときは仕方ありませんが）飲み食いしないことは守るようにしてください。

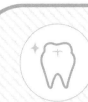

身体がよみがえる「プチ断食」のススメ

以上が、私の普段の食生活です。さらに私は、定期的な断食（ファスティング）も行なっています。

一般的に知られている断食の効果は次のとおりです。

①内臓が休まる
②体重が減る（ダイエット）
③毒物、老廃物を排出する（デトックス）
④腸内環境が改善する
⑤免疫力、自然治癒力が上がる

私としては、ここに「むし歯がよくなる」「歯周病の予防になる」といった効果も入れたいところです。

といっても、私の場合は「プチ断食」です。毎週月曜、この日だけは食事も、お酒もとらないようにしています。元々月曜は休肝日だったのですが、ついでに食べるのもやめてしまおうと思って始めました。

一日だけでも十分、内臓は休まります。また、身体への負担が少ないので、前後の食事に気を遣う必要もありません。数日にわたる断食は難しくても、これならできそうな気がしませんか？

プチ断食、お勧めです。ぜひ試してみてください。

断食のメカニズムについては、ほかの先生方がたくさん書かれているので本書では割愛しますが、簡単に言えば、「飢餓状態」をつくって身体の中を掃除し、自然治癒力を上げる作用があります。

人間の身体には、「オートファジー」（自食作用）というシステムが備わっています。「オート」は自分自身、「ファジー」は食べるという意味ですが、細胞が不要な老廃物を食べて分解、リサイクルしてくれるのです。

このオートファジーは、飢餓状態になると活性化することが、すでに研究で明らかになっています。飢餓状態になれば、自然と身体は栄養を欲します。そこで身体の不要なものを分解することで、新たな栄養を生み出そうとするのです。これもまた、一種の自然治癒力にほかなりません。

健康な人の身体にも、一日に五〇〇〇個のがん細胞が生まれているという話を先ほどしました。オートファジーはがん細胞も分解してくれます。つまり、プチ断食はがん予防にもなるのです。

なお、本格的な断食を試してみたい方は、必ず医師に相談をしてください。専門家が主催する「断食道場」なども各地で開かれていますので、そういったものに参加するのもよいかもしれません。

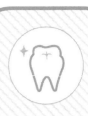

身体にいい野菜、悪い野菜

　ここまで砂糖や肉など、食べてはいけないものについて話してきましたが、では何を食べればよいのか、気になっている人も多いでしょう。

　私は基本的に「菜食」をお勧めしています。歯科医師の立場で言えば、患者さんにむし歯の原因を説明し、ドックベスト療法を施したとしても、**「酸性体質」の人はどうやってもむし歯が治らないのです。なぜなら、そもそも自然治癒力が働いていないからです。酸性の身体を、アルカリ性の身体に変える。そのためには、ミネラルをたくさんとる**ことが大事です。ミネラルが豊富な食品と言えば、野菜と果物です。果物は糖類の問題がありますから、食事の中心は野菜ということになります。

　一番よいのは「生野菜サラダ」です。緑の葉野菜を中心に、パセリ、コリアンダー

（パクチー）、ディル（ハーブの一種）といった香りの強い野菜を入れてみてください。香りの強い野菜は、数ある野菜の中でも、ビタミンとミネラルのバランスがいいからです。とくにコリアンダーにはヒ素を解毒（デトックス）する作用があります。ヒ素は農薬などに含まれる成分で、たいていの人の身体に溜まっています。それを解毒してくれる食材は、コリアンダーのほかにはほとんどありません。

この生野菜サラダを、食事の最初に食べてください。食べる順番が大事です。野菜から食べると、食物繊維がまず体内に入るので、糖の吸収がゆるやかになります。血糖値の急上昇が抑えられ、むし歯予防にもつながるのです。

よく「野菜ジュースはどうですか？」と聞かれるのですが、私は推奨していません。なぜなら、野菜は咀嚼《そしゃく》してだ液と混ぜることが重要だからです。だ液に含まれる酵素には、栄養を分解する作用があり、野菜に含まれるミネラルの消化・吸収がよくなるのです。

野菜ジュースは咀嚼をしないので、だ液と混ざりにくいという声がありますが、よく噛むように飲めばそれなりに効果があります。手づくりのジュースならいいでしょう。歯でよく噛んで食べることが大事なのです。

また、先ほど「生野菜サラダ」を勧めたのには、もうひとつ理由があります。栄養は加熱によって壊れたり、茹でることによって流出したりするからです。市販ジュースは加熱処理がしてあります。冷凍野菜も栄養が抜けてしまっています。野菜は生のまま冷凍すると、解凍したときに栄養が崩れてしまいます。ですから、冷凍野菜は必ず一度、茹でているのです。注意してください。

ここまで菜食を勧めてきましたが、砂糖を絶たなければ、いくら野菜を食べても意味がありません。というのも、砂糖をとると、野菜に含まれるビタミンやミネラルが身体に吸収されなくなってしまうからです。この現象を「糖反射」と呼びます。

東京大学の研究では、砂糖をとると胃と十二指腸の働きが止まってしまうことがわかっています。つまり、消化と吸収という身体にとって大切な機能が低下してしまうのです。そんな状態で、次から次へと食べ物が送り込まれたらどうなるでしょうか？消化不良を起こすうえ、ビタミンやミネラルといった必要な栄養素を吸収することができず、栄養不足になってしまいます。こうした状態が慢性的に続くと、身体に大きな負担がかかることは言うまでもありません。

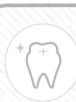

腸内環境を整える「発酵食品」の超パワー

生野菜サラダ以外では、玉ねぎとニンニクも栄養価が高いのでお勧めしています。とくにニンニクの栄養価はすばらしく、ニンニクを収穫した畑からはその後三年間は何も作物が育たないと聞いたことがあります。なぜならニンニクが土壌の栄養をすべて吸いとってしまうからです。

私は自宅で「黒ニンニク」をつくって食べています。黒ニンニクとは、ニンニクを発酵、熟成させたもので、ポリフェノール、シクロアリイン、S－アリルシステイン、ピログルタミン酸といった成分が、生ニンニクの数倍も含まれていることが確認されています。

とくにS－アリルシステインは、弱ったナチュラルキラー細胞を活性化させる作用があります。つまり、抗がん作用を持っているのです。さらに高血圧、動脈硬化、心臓疾患をはじめ、ボケ予防にも効果があるとされています。

しかもS－アリルシステインは、ニンニクにしか含まれていません。黒ニンニクだと、それがさらに数倍。ドライフルーツのように甘くて美味しく、臭いも生ニンニクほど気になりません。ぜひ一度、試してみてください。

私は炊飯器を使って、黒ニンニクをつくっています。手順は以下のとおりです。

①国産のニンニクを炊飯器に入れ、保温ボタンを押す
②途中、ムラが出ないように何度かかき混ぜる
③一〇〜一四日間ほど屋外に放置して完成

たったこれだけ。とても簡単ですね。

注意点は初めのうち、部屋が臭くなることと、つくっている間は炊飯器が使えないことです。それでは困るという方は、少々値段が張りますが、市販のものを購入してみてください。

発酵食品と言えば、漬物もお勧めしています。漬物に含まれる植物性乳酸菌をはじめとした善玉菌が、腸内環境を整えてくれるからです。

ここで重要なのが、腸内環境は生まれ育った場所で決まるということ。赤ちゃんのころ、体内に初めて入った土壌菌が、その人の腸内細菌になるのです。韓国の人ならキムチに含まれる土壌菌が腸内細菌になりますし、欧米の人ならチーズやヨーグルトに含まれる土壌菌が腸内細菌になります。

日本で生まれ育った人の場合は、それが漬物なのです。腸内細菌と呼ばれるものならなんでもいいわけではありません。自分の身体に合った腸内細菌を選ぶことが大切です（**図13**）。

図13：ニンニク・ネギ・パセリなどの野菜と漬物

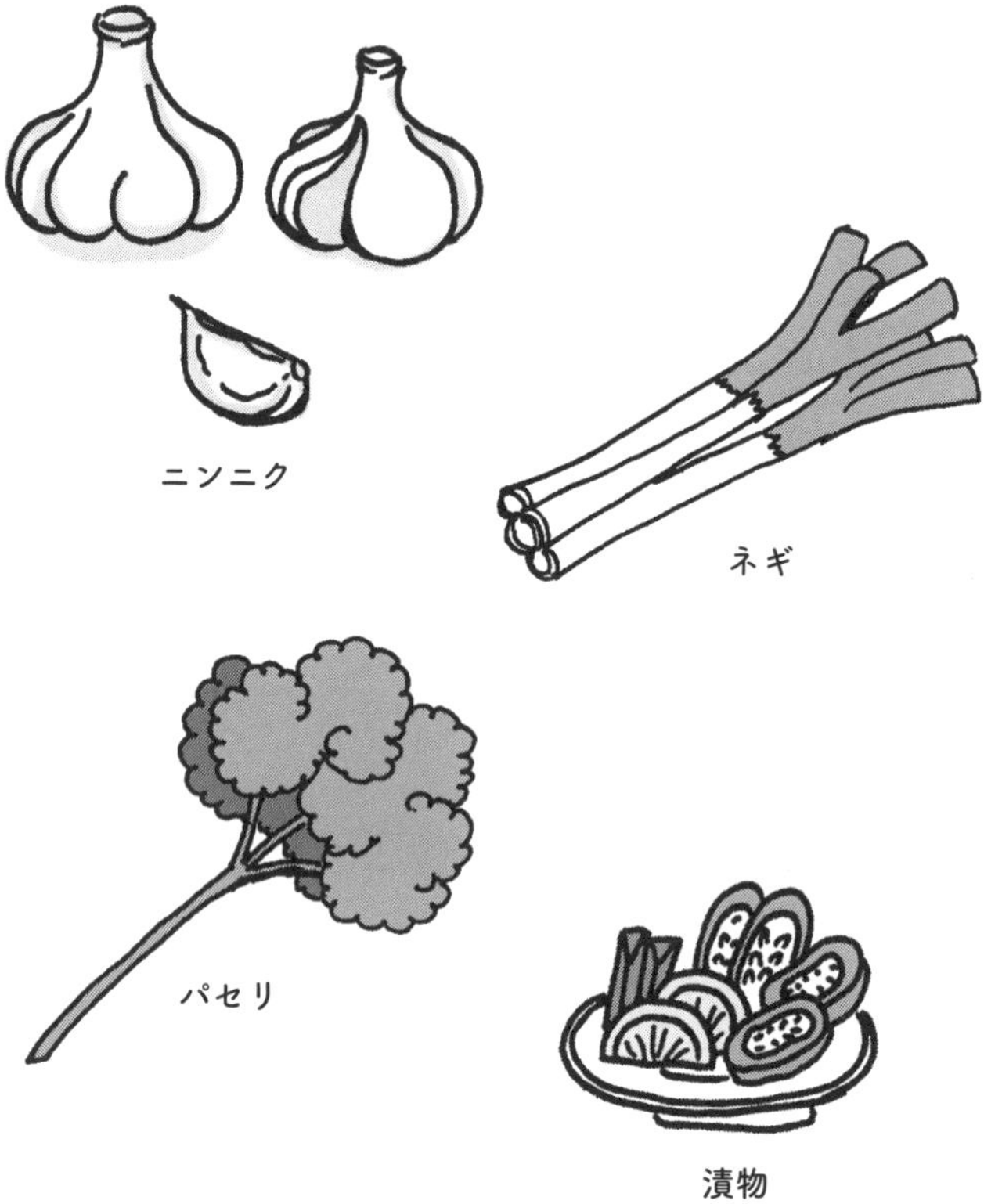

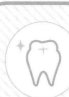

「コールドプレス」の油をとる

食生活で軽視しがちなのが「油」です。酸化した油は、砂糖や肉と並んで、身体を酸性にする食品の代表です。しかし、砂糖や肉には気をつけている人でも、油には無頓着な人がいます。とくに外食が多い人は、知らずしらずの間にとっていることも多いでしょう。

油は太るとか、生活習慣病の原因になるとか、とかく悪者扱いされることが多いですが、油自体は悪いものではありません。六〇兆個あると言われる人間の細胞を包む「細胞膜」の材料は油脂です。細胞をよい状態に保つために、適度な油をとることは健康に欠かせません。問題は「酸化した」油です。油が酸化するのには理由があり、ひとつは熱、もうひとつは時間です。

ここで私がお勧めしたいのは、「コールドプレス」の油です。コールドプレスとは、四〇度以下の低温でゆっくり圧縮して絞ること。熱が加えられないので、酸化しません。一方、スーパーなどで売られている油の多くは、化学溶剤を用いて高温・高圧で絞っているため、酸化しやすいのです。中でもココナッツオイルは熱にもっとも強いので、わが家ではコールドプレスのココナッツオイルを使っています。とくに揚げ物は、サラダ油などを使うと一回ごとに捨てなければいけません。多少高くても、質のいいオリーブオイルやココナッツオイルを使ったほうが結果的にリーズナブルです。

次に私のお勧めの油を挙げておきましたので、参考にしてください。

①オリーブオイル
②ナッツオイル（ココナッツオイル、マカダミアナッツオイルなど）
③シードオイル（亜麻仁《あまに》油、荏胡麻《えごま》油、グレープシードオイルなど）
④フィッシュオイル

最後のフィッシュオイル（魚の油）は、血液をサラサラにし、血栓を予防するDH

A（ドコサヘキサエン酸）、EPA（エイコサペンタエン酸）などがよく知られています。これらは「オメガ3脂肪酸」と呼ばれ、炎症を抑える作用があります。ですから歯周病の患者さんに、DHAやEPAを投与すると、炎症が早く収まります。歯周病の方はぜひ積極的にとるようにしてください。良質なサプリメントから摂取するのもいいでしょう。

少し話がそれますが、私は焼き魚を食べるときはいったんほぐして、内臓、皮、目玉まですべて混ぜて食べます。内臓に適度な塩分がありますから、しょう油をかける必要もありません。みなさんは「ホールフード」（全体食）という言葉をご存じでしょうか？　魚でも、果物でも、なんでも「丸ごと」食べることを言います。

たとえば白米は、玄米を精米して胚芽《はいが》と糠《ぬか》を取り除いたものです。そのほうが美味しいとされています。しかし、胚芽と糠にこそ栄養が詰まっています。玄米が健康食といわれる所以《ゆえん》はここです。お米は玄米のまま「丸ごと」食べたほうがよいのです。

魚も同じです。魚の内臓にはDHAやEPAをはじめ、皮ふや粘膜を健康に保つビタミンA、カルシウムの働きを助けるビタミンDなどが豊富に含まれています。内臓、皮、目玉まで「丸ごと」いただくことが、身体に必要な栄養素をもれなくとり入れるコツです。ただし骨は残してください。後述しますが、魚の骨に含まれる**カルシウムは、実は歯周病の原因になる**からです。そのほか、さまざまな全身の病気とも関係しています。骨ごと食べる小魚も、避けたほうがよいでしょう。

「サプリメント」を上手に使おう

栄養補助として、サプリメントも上手に使うとよいでしょう。私の歯科医院でも、薬の代わりにサプリメントを処方することがよくあります。基本的に薬より安全で、なおかつ根治治療にアプローチできるので重宝しています。

私がお勧めするサプリメントは次の四つです。順番に説明していきましょう。

①マグネシウム

マグネシウムをとると、歯周病になりにくいとの論文が多数発表されています。なぜなら、歯石の原因となるカルシウムを排出する作用があるからです。

炭水化物を食べてしまったとします。すると菌が増殖し、歯垢となって歯に付着します。その歯垢がカルシウムによって石灰化したのが歯石です。歯石はある種の異種タンパクですから、身体が「自分の一部ではない」と判断し、攻撃を加えます。いわゆる拒否反応です。こうして起こった炎症が歯周病というわけです。

ですから、歯石をつくらないためにはカルシウムをいかに控えるか、そしてカルシウムをいかに排出するかがポイントになります。そこで登場するのが、カルシウムを排出する作用があるマグネシウムのサプリメントというわけです。ただし、ピュアのマグネシウムサプリメントでなければ効果はありません。

またマグネシウムには、血圧の安定、血糖値の安定、精神安定、熟睡効果、顔のシワの改善にも効果があります。わかめ、ひじき、めかぶ、海苔《のり》といった海藻類や、アーモンド、クルミ、カシューナッツといったナッツ類に多く含まれていますので、サプリメントだけでなく、これらの食品も積極的に食べるようにしてください。

②ケイ素

ケイ素には毛細血管を浄化し、血流を改善する作用があります。地球上で酸素の次に多い物質で、シリコンの原料として知られています。殺菌性や洗浄性にすぐれ、洗剤としても使われています。

私たちの血管は、砂糖のとりすぎなど悪い生活習慣を続けていると、内壁にコレステロールなどが付着し、「ドロドロ状態」になります。すると、血栓と呼ばれるかたまりが生まれ、それが脳に飛んで血管を詰まらせると脳梗塞、心臓に飛んで詰まらせると心筋梗塞になります。

この血管の「ドロドロ」を掃除してくれるのが、ケイ素です。下水管が詰まると、薬品を流してきれいにしますよね。それと同じイメージです。血管年齢が高い人は、ぜひ摂取してみてください。

③ソディッシュ

ソディッシュは、発酵した大豆やハトムギなど一四種類の自然素材を原料としたサプリメントで、老化や生活習慣病の原因となる「活性酸素」を除去する作用があります。

活性酸素を除去し、自然治癒力を高めることで、むし歯や歯周病の改善も期待できます。歯が痛いときの痛み止めとしても効果があります。近年、全国の歯科医院でとり入れるところが増えているので、興味のある方はお近くの歯科医院で尋ねてみてください。

④ターメリック

ターメリックには抗炎症、鎮痛効果、抗がん作用があります。香辛料として知られ、カレーにも入っている成分です。インド人にはがんが少ないとの統計がありますが、ターメリックのおかげではないかと見られています。

私は何にでもターメリックをかけて食べます。皮ふが炎症を起こしたときは、ターメリックを塗ると治りがものすごく早くなりますし、歯周病の患者さんには歯茎が痛くなったらターメリックを塗るよう教えています。

食品なので安全ですし、何よりスーパーマーケットで手軽に買えるので重宝しています。

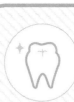

カルシウムはとってはいけない

先ほどカルシウムの害についてお伝えしましたが、ここでミネラルについてまとめておきます。私はとくに重症の患者さんに対して、ミネラルバランスの指導を行なっています。

私が重要視しているミネラルは次の四つです。

①マグネシウム＝海藻・ナッツ類
②カリウム＝野菜・果物
③ナトリウム＝塩分
④カルシウム＝乳製品・小魚

最近来院したある患者さんは、夏バテがひどく、仕事が続けられないほどだと悩んでいました。そこでだ液のpHを測ってみると、やはりひどく酸性に傾いていました。

そこで私は、こんな指導をしました。

「マグネシウムのサプリメントと野菜（カリウム）をたくさんとってください。塩分（ナトリウム）と乳製品（カルシウム）はできる限りとらないでください」

一週間後、再びいらっしゃったときは見るからにお元気そうで、「疲労の回復がまったく違います。本当に実感できました」とおっしゃっていました。だ液のpHを測ると、確かにアルカリ性に傾いていました。

先ほど挙げたミネラルのうち、マグネシウムとカリウムは、細胞の中に働くミネラルで、細胞にエネルギーを与えてくれます。

一方、ナトリウムとカルシウムは、細胞の外に働くミネラルです。

ナトリウムは身体の水分に作用します。塩をとりすぎると身体がむくむのはそのせいです。

カルシウムは、身体を石灰化する作用があります。腎臓に溜まれば腎臓結石に、脳に溜まればアルツハイマーに、筋肉に溜まれば肩こりや腰痛に、皮ふに作用すればシワに、歯に溜まれば歯石になります。

ところが現代人は、ナトリウムやカルシウムの摂取量が多すぎて、マグネシウムやカリウムの摂取量が少なすぎます。バランスが偏っているのです。それを元に戻そうというのが、先ほどの患者さんに行なった指導です。

先ほどの患者さんは、たった一週間で効果を実感され、実際に「アルカリ体質」に変身していました。食生活を変えるだけで、これほど劇的な効果が表れることを、みなさんにも知っていただきたいと思います。

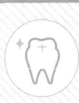

今日から始める「小峰式エクササイズ」

運動不足が身体によくないことは、みなさんも想像がつくと思います。

歯科医師の立場から訴えたいのは、**運動不足がむし歯を引き起こす恐れがある**ことです。食べたものをすべて使い切ることが大切で、残したものがむし歯をつくると考えてください。一日一食や断食などが習慣になっていればよいのですが、そうでない人はたいていエネルギーが余っています。余ったエネルギーは、脂肪をはじめ色々な形で身体に滞留します。それを燃焼するために、運動が必要なのです。

では、どんな運動をすればよいのでしょうか？　パッと思いつくのはウォーキングやスクワットですが、私は「全身の筋肉を動かす」ことをお勧めしています。

全身とは、脚、腕はもちろん、肩、お腹、背中、目、口、あご、すべてです。ウォーキングやスクワットもけっこうですが、それだけではすべての筋肉を動かすことができません。普段から動かしていない筋肉ほど、動かすようにしてください。

たとえば「目の筋トレ」は老眼防止に効果があります。私が実践しているのは、人差し指を目の前に立て、「人差し指を見る→遠くを見る」をくり返すことです。私は約三〇年前の黎明期からパソコンを使っているので、老眼が早かったのですが、このトレーニングをやり始めてから進行が止まりました。

老化は「退化」です。使うべき筋肉を使わなくなったために起こるのです。私の歯科医院の近所には、老眼鏡なしで新聞を読んでいる九八歳のおばあさんがいます。「老化だから仕方ない」と諦めないことが大切です。

低体温もむし歯、歯周病の患者さんの特徴です。私は以前、歯周病患者さんの歯茎の体温を測定していたことがあります。すると、その大半が健康な人よりも体温が低く、なおかつ冷たい飲み物を常飲していることがわかりました。

運動には、体温を高め血行を促進する効果があります。当然、歯茎の体温も高まり、血行もよくなりますから、むし歯や歯周病の予防につながると見ています。

ちなみに、入浴も体温を上げるひとつの方法です。私は風呂好きで、三〇分以上半身浴をするようにしています。

低体温は、あらゆる病気の温床になります。体温が一度下がると、免疫力が三〇パーセント下がると言う人もいます。健康な人の平熱は三六・五度から三七度です。それより低い人は、体温を上げるよう努めたほうがよいでしょう。

最近は子どもの間でも、低体温が増えており、平熱が三五度台の子もいます。そういった子は、たいていむし歯だらけです。体調が悪いときだけ体温を測るのではなく、ふだんから平熱をチェックしてみてください。

適度な日光浴も大切です。『手のひらを太陽に』という童謡がありますが、まさに手のひらを太陽にかざすことで、身体にとって大切なビタミンDを生成することができるのです。

ビタミンDには乳がん、大腸がん、すい臓がん、前立腺がんなど、さまざまながんに対する予防効果があることもわかってきました。実際、日照時間の少ない地域では、がんの発症率が高いとのデータもあります。

ただし、やりすぎはよくありません。よく知られているように、紫外線は皮ふがんの原因になるからです。週二回、二〇分程度にとどめるようにしてください。

「瞑想」で心も身体も健康になる

最近、「マインドフルネス」という言葉をよく聞くようになりました。ストレスの低減、集中力の向上などが期待できるとされ、グーグル、マイクロソフトなどの大企業もとり入れているそうです。

そのマインドフルネスのトレーニングで基本になるのが「瞑想」です。

実は私は、マインドフルネスが注目されるはるか昔から、瞑想を習慣にしています。きっかけは、四〇代に入って体調を崩したこと。砂糖や肉をとることに疑問を持ち始めたころ、とある山梨県の禅寺でイチから教えてもらいました。当時の私は、とにかく自分を変えたいと思って色々なことを試していたのです。

歯科医師の立場から言うと、瞑想をすることもまた、むし歯の予防につながると考えています。

第1章で、ＤＦＴの逆流はストレスによっても起こるという、ラルフ・スタインマン博士の説を紹介しました。実際、私の知人に国立大学の歯科医師がいるのですが、彼はマウスを使って、ストレスとむし歯の因果関係を証明する実験をしています。

マウスに糖質を与えず、代わりに音を立てて眠らせないことでストレスを与えました。すると、マウスにむし歯ができたのです。この結果はいままでの常識をひっくり返すものだったので、医学界では理解されませんでした。しかし、私は現場の経験から考えても、それは「ありうる」と思っています。

一卵性双生児の男の子の患者さんがいました。歯を診てみると、兄はむし歯だらけなのに対し、弟はむし歯が一本もありません。同じ遺伝子を持ち、同じ食生活をしているのに、どうしてなのか不思議でなりませんでした。そこでよく話を聞いてみると、二人の性格の違いが見えてきたのです。兄はナーバスな性格で、たとえば親御さんに叱られると、深刻に受け止めてしまいがちでした。一方、弟は大らかな性格で、同じように叱られてもほとんど気にしません。つまり、お兄さんはストレスをためやすく、そのためＤＦＴの逆流が起こり、むし歯だらけになってしまったと考えることができるのです。

最近の研究で、瞑想がストレスを低減することが科学的に実証されています。ならば瞑想は、十分むし歯の予防になりえます。

私は風呂で湯船につかりながら瞑想を行なうことが多いです。座禅を組むと初心者のうちは足が痛くなりますが、お風呂だと浮力が働きますので、まったく痛くありません。明かりを消して真っ暗にし、ろうそくを一本立てると集中できます。そのまま半身浴で三〇分ほど瞑想すると、その日嫌なことがあったとしても、大したことないと思えるようになります。

医学的に説明すれば、自律神経が安定するのです。自律神経は、アクセル役の交感神経とブレーキ役の副交感神経、ふたつのバランスによって成り立っていますが、このバランスが崩れると、さまざまな不調をもたらします。

瞑想には副交感神経を活発にし、交感神経を抑える作用があります。ですから寝つきも非常によくなります。ただし、お風呂で瞑想を行なう場合は、「ぬるい湯でじっくりと」がポイントです。三八度くらいが適温でしょうか。熱い湯につかると、逆に交感神経が刺激され、瞑想の作用が薄れてしまいます。

さらに瞑想は、呼吸を重要視します。深い呼吸を身につける訓練になるのです。

経験上、歯周病の患者さんは、呼吸が浅い傾向があります。もし瞑想によって深い呼吸を身につけることができれば、歯周病の予防につながると考えられます。

私がセミナーなどで教えているのは、次の呼吸法です。

①目を閉じて、五秒かけて鼻から息を吸う
②五秒間、そのまま息を止める
③五秒かけて口から息を吐く

これを一〇～十五セット、一日三回行なってみてください。乱れた自律神経も安定し、ストレスがスーッと消えていくことを実感できると思います。

第4章

「生活の質」は歯で決まる

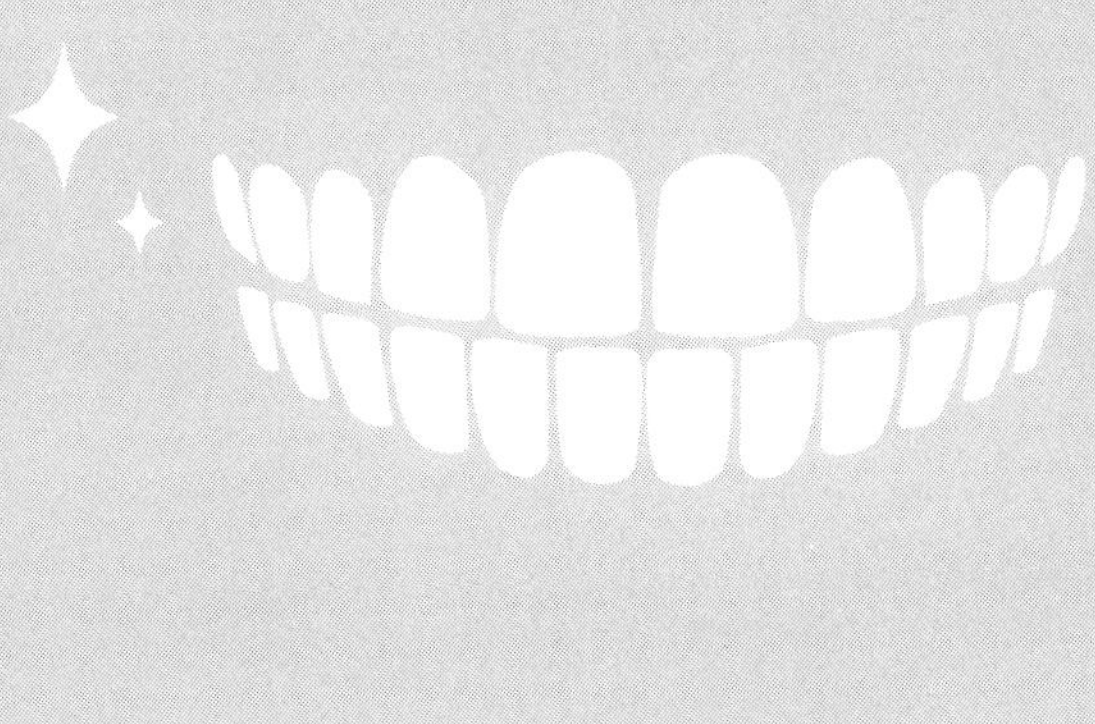

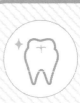

「人生一〇〇年時代」で ますます高まる歯の重要性

近ごろ「人生一〇〇年時代」という言葉をさかんに聞くようになりました。二〇一七年には厚生労働省が「人生１００年時代構想会議」を立ち上げるなど、国をあげて超長寿社会に備え始めています。

二〇一七年の「平均寿命」は、男性が八一・〇九歳、女性が八七・二六歳と、いずれも過去最高を更新。ある研究では、二〇〇七年に生まれた子どもの半数が、一〇七歳を超えて生きると推計されるなど、誰もが一〇〇歳まで生きる時代はすぐ目の前まで来ています。

しかし、ただ長く生きればよいわけではありません。大切なのは「健康寿命」です。健康寿命とは、介護を受けたり、寝たきりになったりせず、元気に日常生活を送れる期間のことです。二〇一六年の「平均健康寿命」は、男性が七二・一四歳、女性が七四・七九歳と発表されています。

私はこの健康寿命を左右するカギとなるのが、歯だと考えています。その理由をいくつか挙げてみます。

①食欲の維持

歯は、生きるうえでもっとも大切な「食欲」に大きく影響します。これまで述べてきたとおり「食べすぎ」はよくありませんが、適度な量を楽しく食べることは、QOLに直結します。

海外に行くと実感するのですが、日本人は「食べる」ことをおろそかにしすぎだと思います。たとえばフランスに行くと、ランチにたっぷり時間をとり、気の合う仲間とワインを飲みながら食事を楽しんでいます。日本人は食事を自動車のガソリン補給くらいにしか考えていないのではないでしょうか。

経験上、自分の歯で食べている人は、いくつになっても食欲があります。一方、総入れ歯の人は、うまくものが食べられず、食事自体に興味を失ってしまいがちです。

できることなら、死ぬまで美味しく食事をとりたいもの。その意味で、歯の健康は非常に重要なファクターとなります。

②脳の血流促進

噛むことは脳の血流を増やし、脳の神経細胞を活性化させることが、さまざまな研究からわかっています。とくに、人間の思考や創造力をつかさどる前頭前野と、記憶をつかさどる海馬が活性化すると言われており、お年寄りであれば誰もが気になるもの忘れや、認知症の防止につながります。

最近「キレる老人」が話題になっています。なぜ歳をとると感情を抑えることができなくなるのか？　これもやはり、前頭前野の活動低下が関わっています。噛むことは「感情の老化」にも効果があるわけです。

③会話を活発にする

歯がなくなると噛み合わせが悪くなるので、しゃべりにくくなります。まわりの人から「何を言っているのかわからない！」と言われ、コミュニケーションを避けるようになってしまった方も多くいます。

最近の研究では、人としゃべることが、認知症や寝たきりを防止することもわかってきました。脳の血流促進が大きな要因と思われます。

噛み合わせが悪いと、聴力が下がるというデータもあります。歳をとると耳が遠くなり、会話がうまく成り立たないことがありますが、そのうちの何パーセントかは、歯が原因であると考えられます。また、ある大学の研究グループから、噛み合わせが悪いと視力が下がるという話を聞いたこともあります。

④消化を助ける

私の友人である内山睦美先生（みのり歯科診療所院長）は以前、こんな実験をしたことがあります。五回噛んだとき、三〇回噛んだとき……と、噛んだ回数でどれだけ消化効率が違うかを測定したのです。

結論から言うと、噛めば噛むほど消化効率がよくなり、食べたものが栄養になることがわかりました。食べたものを細かく砕くと同時に、だ液と混ざることで吸収がよくなるのです。つまり、歯は胃や腸と同じく「消化器官」のひとつなのです。

⑤若々しさを保つ

これまでたくさんの患者さんを診てきましたが、自分の歯がある方は、いくつになっても若々しい印象があります。とくに記憶に残っているのは、あるとき歯が折れて私の歯科医院にいらっしゃった女性の患者さんです。見た目は六〇歳くらいでしょうか。肌ツヤがよく、髪は黒々としていて、健康的な印象でした。年齢をうかがって驚きました。なんと八五歳だというのです。二五歳も若く見えたわけです。その方は、折れてしまった歯以外は、すべて自分の歯でした。

これは一例にすぎませんが、自分の歯が残っているお年寄りは、総じて若く見えます。アンチエイジングと称して高い美容液を買ったりするよりも、歯を健康に保つことのほうがよっぽどアンチエイジングになるのではないでしょうか。

人生一〇〇年時代、老後を寝たきりで過ごすにはあまりに長すぎます。ＱＯＬを向上させ、天寿をまっとうするためには、歯の健康が肝心であることを知ってください。

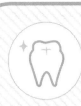

もっと気軽に歯科医院へ行こう

大事な歯を健康に保つためには、積極的に歯科医院を利用してください。

「むし歯でも、歯周病でもないのに行ってもいいの？」

きっとそう思っている人も多いでしょう。そのことが私は残念でなりません。

私の歯科医院では、「予防医療」に力を入れています。つまり、むし歯を「治す」ことよりも、「予防する」ことに重点を置いているのです。この考え方は近年になって日本でも広まってきましたが、海外と比べるとまだ遅れています。

ドイツやデンマークなどヨーロッパでは、予防歯科の考え方が非常に進んでおり、年に数回歯科医院に行かないと、むし歯になっても保険が適用されなくなるそうです。逆に、きちんと通っていると歯のクリーニングなどが無料になるなど、予防を積極的にうながしています。

非常に理にかなった仕組みだと私は思います。もしこの仕組みが日本にも定着すれば、四〇兆円を超える医療費は大きく削減できるでしょう。その分、子育てなど、もっとほかの問題に税金を回すことができます。予防医療は、経済面でもすぐれているのです。

しかし日本では、病院は病気になってから行くものと思われています。逆に、病気でもないのに行ったら、追い返されてしまうでしょう。それどころではありません。病気に「させられてしまう」ことだってあります。

健康な人を病気にする問診があるのです。簡単に言えば、病院にやって来た人に「眠れないことがありますか?」と尋ねる。たいていの人は心当たりがありますから、「たまにあります」と答えます。すると、ただちに「睡眠障害」との病名がつけられるのです。

そして、「一応、薬を出しておきますね」と言われ、睡眠薬を飲まされるハメになる。睡眠薬には依存性がありますから、ついには睡眠薬なしでは眠れない身体になってしまうのです。これで立派な「不眠症患者」のでき上がりです。

病気にならない、させないことをモットーにしている私の歯科医院とは、真逆のことをやっているように思えてなりません。

私の歯科医院では、具体的に次のような予防医療を行なっています。くわしくは後述しますが、とくに④健康相談、⑤食生活相談には力を入れています。

①歯のクリーニング
②噛み合わせのチェック
③ホワイトニング
④健康相談
⑤食生活相談

もちろん、私のところでなくてもよいですから、お近くの歯科医院に定期的に足を運ぶようにしてください。

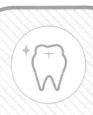

歯科医師の見分け方

ただし、いくつか注意点があります。

まず、次の三点を守っている歯科医院を選んでください。

- **削らない**
- **抜かない**
- **神経を抜かない**

この三原則は本書でも強調してきたとおりです。これらを守らない歯科医院へ下手に行くと、健康な歯を削られたり、抜かれたりすることになりかねません。診療報酬のためにはそれくらい平気でやる歯科医師も世の中にはいることを、よく覚えておいてください。

また、よい歯科医院の見分け方として、混雑している歯科医院は避けたほうがよいでしょう。本来、歯科治療は時間がかかるもの。私はひとりの患者さんに必ず一時間は割いています。混雑している歯科医院は、次から次へと患者をさばくことだけが目的になっているので、きちんとした治療を受けることができません。

そのほか、日本大学歯学部で教鞭をとられていた故・仁平真佐秀先生の著書『歯医者にだまされない本』（エール出版社）には、次のような歯科医師がいる歯科医院に行ってはいけないと書かれています。

①大学の教員
②歯科医師会会長などの有力者
③政治家
④実業家
⑤古い機器を使っている歯科医師

⑥歳をとった歯科医師
⑦予約制でない歯科医師

要は、本業をおろそかにしている歯科医師、新しい技術を学ばない歯科医師のところには行くなということです。四〇年近く前に出版された本ですが、いまでも古びない教えだと思います。

もうひとつ「いい歯科医師」「悪い歯科医師」を見分ける方法があります。それは、次の質問をしてみることです。

「私のむし歯（病気）は完治しますか？　それとも寛解《かんかい》（症状が収まっている状態）ですか？」

ここで自信をもって「完治」と答えられる医師は、信用できるかもしれません。なぜなら、日本の医療は対症療法が中心で、基本的に寛解までしか到達しないからです。もし、「完治を目指しますが、まずは寛解から……」などと言葉をにごすようでしたら、

「では、先生は治せないんですか？」

「治せないなら、治せるお医者さんはご存じではないですか？」

と尋ねてみましょう。相手は「先生」ですから、こんな質問をするのは勇気がいるかもしれませんが、医師と患者に上下関係はありません。お金だって払っているのです。堂々と、聞いてください。

医師も「治せないんですか？」と聞かれたら、心ある医師なら少なからずショックを受けるはずです。大事なことに気づいて、自分なりに勉強を始めたり、新しい治療法を模索するようになるかもしれません。それこそがいまの私であり、私と志をともにする歯科医師の仲間です。かつては私も、患者さんを完治させることができなくて悩んでいました。「せっかく歯科医師になったのに、人の役に立っているのだろうか、これではだめだ……」と。そうして自分で勉強を始めたのです。成長は自己否定から始まります。そのきっかけを、みなさんがつくってあげてください。

ある患者さん（発達障害のある三〇代男性）が地元歯科医院に治療を依頼しました。その結果、患者さんが治療拒否して暴れるので、全身麻酔で治療するとのことでした。しかし、それを見たお母さんは息子を哀れに思い、私の歯科医院へ連れてきたのです。すると彼はまるっきり恐怖感も見せず、積極的に診療室へ入ってきたのでした。もちろん、ドックベスト治療も簡単に受け入れてくれました。私が彼に危害を加えないことが彼はわかっていたのです。実は彼はそういう能力を持っていたのです。一般の方には理解できないかもしれませんが、常識では理解できないことがたくさんあり、過去にもこのような経験を多数経験しています。

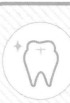

歯科医師はなんでも知っている

先ほど、私の歯科医院では健康相談と食生活相談に力を入れていることをお伝えしました。一見、歯科医師とは結びつかないかもしれません。

しかし、実はそうではないのです。歯科医師は大学で、内科、外科、耳鼻科、眼科、産婦人科など、あらゆる基礎医学を習得しています。これほど学ぶ領域が広範にわたる専門医はほかにいません。

歯の治療は、患者の全身を診る必要があります。たとえば高血圧の患者さんに、そうとは知らず出血をともなう治療をした場合、血が止まらなくなる恐れがあります。糖尿病の患者さんに安易に麻酔を使用すれば、脳出血や心筋梗塞などの合併症を起こす恐れもあります。

これらは一例にすぎませんが、とにかく歯科医師は全身のことがわかっていないと、務まらない仕事なのです。だからこそ歯科医師は、患者さんのさまざまな症状や悩みに対し、適切なアドバイスができるのです。

しかも、患者さんは歯のクリーニングなどで定期的に来院しますから、ちょっとした変化に気づくことができます。今日は舌の色がいつもより白いとか、口臭が強いとか、病気の予兆をキャッチすることができるのです。

私は歯茎の状態を見ただけで、その人の健康状態がわかります。たとえば歯茎が赤黒い人はたいてい高血圧です。黒い人は貧血や重金属の蓄積を疑います。歯茎から出血している人であれば、その血の中にギラギラとしたものが見えたら高脂血症です。

また、子どもさんで歯茎が黒い場合は、家族に喫煙者がいたり、大きな道路など排気ガスの多いところに住んでいたり、家でアルミの鍋を使用していたりすることが多いです。歯茎の色だけでもここまでわかるのです。

以前、こんなことがありました。ある患者さんの治療をしたとき、口の中に点状出血が見られました。小さくてわかりにくいのですが、ポツポツと粘膜から出血しているのです。異変を感じた私は、「すぐに大きな病院に行って、検査をしてもらってください」とお伝えしました。

さっそく検査をしたところ、初期の白血病だと判明しました。早く見つかってよかったのですが、気づかずに放っておいたら、おそらく命にかかわっていたでしょう。こうしたエピソードは、実は山のようにあります。

私はむし歯以外にも、ほかの病院で見放された患者さんをたくさん受け入れてきました。がん、糖尿病、リウマチ、原因不明の疲労、うつ状態……いまでは全体の一割は、歯科領域ではない患者さんです。そして、そんな患者さんの食事指導と相談あるいはカウンセリングをしては改善させてきました。

歯科医師がやれることは、まだまだあると思うのです。歯だけでなく、身体全体を診ることができる歯科医師が増えれば、みなさんの健康に大きく寄与することができますし、歯科医師はみなさんから尊敬される職業になるでしょう。

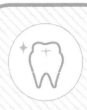

子どもの歯を守れるのは親だけ

私は基本的に乳歯の治療はしません。治療よりも大切なことがあるからです。

ある女の子の患者さんがいました。三歳のときにむし歯をつくってしまい、私の歯科医院にいらっしゃったのですが、痛みがなかったので、あえて治療は行ないませんでした。

いつもはお母さんが女の子を連れてくるのですが、その日はお父さんが連れてきました。そして、「もうここに三年も通っているのに、なぜ治療をしないんだ！」と怒り出したのです。

私は、「乳歯でむし歯をつくってしまったのは仕方ありません。ですが、永久歯で同じことをくり返してはなりません。そのためにいま一生懸命、予防を行なっているのです」と説明し、なんとか理解していただきました。

その後、女の子の歯は、永久歯に生え変わりましたが、いまだにむし歯は一本もありません。

私の乳歯に対する基本的な考え方は、「むし歯があってもいいじゃないか」です。痛みがない限り、永久歯でむし歯をつくらなければいいのです。

乳歯がむし歯だらけなのは、「体質的にむし歯になりやすいですよ」という身体からのサインです。「早いうちに教えてくれてありがとう」と感謝して、いち早く食生活の改善にとり組みましょう。

食生活については、大人も子どもも、心がけることは変わりません。とにかく「砂糖カット」を実践してください。

「三つ子の魂百まで」と言いますが、味覚は五歳までに決まります。子ども時代の食生活は、その子の生涯にわたって影響を与えるため、この時期の食育がきわめて重要なのです。

五歳までは砂糖の入った食べ物を与えないこと、味を覚えさせないことを徹底してください。初めからそうしていれば、子どもが甘いものに興味を示すことはありません。

しかし慢性的に甘いものを与えてしまっている場合は、いわば「砂糖中毒」になっているので、甘いものを欲しがります。そんなときは、新鮮なフルーツを与えてください。「アルカリ体質」をつくる、りんご、みかん、ぶどう、バナナなどがお勧めです。

お腹が空いたときは、アーモンド、クルミ、カシューナッツといった、ナッツ類を与えてください。ナッツには、先ほどお伝えしたようにマグネシウムが豊富に含まれているので、健康にも寄与します。

ナッツ類（とくにピスタチオ）はメラトニンを作り出す作用があります。メラトニンとは脳の松果体から分泌されるホルモンで、サプリメントは不眠や時差ボケに効果があるとして海外では人気があります。

アーモンドには乳がんを予防する強力な作用があります。一日二～三個でけっこうですから、年齢を問わず女性には食べていただきたい食品です。

また、親御さんからよく聞かれるのが「フッ素」の問題です。

日本でもっとも大きな歯科医師の団体である日本歯科医師会も、かつてはフッ素の危険性を主張していました。しかし二〇年くらい前でしょうか、そのことを言うのをやめてしまいました。なぜなのか、私には不思議でなりません。

フッ素は、発がん性や脳機能の低下などが認められており、公平な立場から検証された論文もあります。日本では、フッ素を導入して数年後からアスペルガー症候群、ADHD（注意欠陥多動性障害）などの発達障害が増えたとの報告もあります。

現在も、フッ素うがいを行なっている学校があります。しかし、わが子ひとりだけフッ素うがいを拒否させることには、ためらいも感じるでしょう。

そんなときは、仙台市の市民団体『タイアップ仙台』が作成している「虫歯予防のためのフッ化物洗口《せんこう》の問題点」というレポートがありますので、これを学校側に提出してみてください。親御さん自身が訴えても、なかなか理解してもらえないことが多いのですが、こうした信頼性の高いレポートを「武器」にすることで、学校側を説得することができます。

レポートは、インターネットで無料でダウンロードできます。「フッ化物洗口の問題点」で検索してみてください。

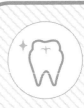

「滅菌・殺菌」が子どもを弱くする

私は小学校の校医もしているのですが、近年、明らかに子どもたちの免疫力や自然治癒力が落ちています。むし歯の子が増えましたし、アレルギーの子、肥満の子も増えています。

その理由のひとつとして、現代の社会が「滅菌・殺菌社会」になっていることが考えられます。教室に入る前に手を消毒させたり、風邪でもないのにマスクをつけさせたり、やや過剰ではないでしょうか。都市化により、泥んこ遊びをする環境がなくなったことも大きいと思います。

私たちは、さまざまな菌と共存して生きています。むしろ、菌に助けられて生きていると言ったほうがいいかもしれません。ところが、近年の清潔志向の高まりによって、人間の役に立ってくれる菌まで殺してしまっているのです。

私は昔、マウスを使った実験をしていました。そのときに、特殊な環境で育てられた「無菌マウス」という動物を使っていたことがあります。「無菌」と聞くといかにも病気に強そうですが、実は逆なのです。無菌マウスは非常に病弱で、通常のマウスと比べてすぐに死んでしまうのです。とても管理が難しかったことを覚えています。

それまでは私自身、どちらかといえば潔癖症でした。しかし、無菌マウスの病弱さを目の当たりにして、いかに菌が生き物にとって大事かを痛感したのです。以来、何ごとも神経質になりすぎないように注意しています。


一〇年ほど前、薬で歯周病を治すという考え方が流行しました。そこで使われた薬が抗生物質でした。抗生物質とは、感染症の原因となる菌を死滅させる薬のことです。これを連日、長期間にわたって患者に飲ませるのです。

すると、確かに歯周病はよくなっていきました。しかし、治ったと思って抗生物質を止めると、元に戻ってしまうどころか、ますます悪化してしまうのです。そんな患者さんが続出したことで、さすがに現在では一般的な歯科医院でも、この治療法は時代遅れと認識されています。

なぜこうなってしまうのか？　それは、抗生物質は「いいことをする菌」まで殺してしまうからです。たとえば腸内には、善玉菌と悪玉菌のふたつの菌が存在していることがよく知られています。抗生物質は悪玉菌だけでなく、善玉菌まで殺してしまうのです。

つまり、悪い菌を殺すので一時は症状が軽くなるけれども、よい菌まで殺してしまうので免疫力がなくなり、結果、悪い菌がふたたび増殖することになるわけです。

私自身、いまでは後悔しているのですが、かつては患者さんの歯を抜いたら、抗生物質を処方していました。抜いたところから菌が入らないようにするためです。すると三か月後くらいに、決まって患者さんの免疫力がガタッと低下するのです。風邪をひきやすくなったとか、疲れやすくなったとか、色々な声がありました。

みなさんも、子どもに安易に抗生物質を飲ませないようにしてください。もちろん大人も同様です。風邪くらいでは抗生物質は必要ありません。

話が少しそれますが、ウシやブタといった家畜も、いまや抗生物質まみれです。農林水産省のホームページにも、家畜に年間どれくらいの抗生物質を与えているかというデータが掲載されていますが、とんでもない量です。その家畜を私たちは食べているわけです。私が肉を食べない理由は、ここにもあります。

なぜ抗生物質を与えるのかというと、狭い空間で密集して飼育されているいまの家畜は、きわめて免疫力が低下しており、病気に弱いからです。密集していることで、一頭が病気になったら、たちまち感染が広がる恐れもあります。そこで、あらかじめエサに抗生物質を混ぜておくのです。

抗生物質は肉に残留する恐れがあります。どうしても肉を食べたい場合は、自然飼育されたものを選ぶようにしてください。

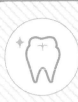

「むし歯にならない人」も油断してはいけない

世の中には「むし歯になりやすい人」と「むし歯になりにくい人」がいます。

確かに、遺伝や体質で決まる部分もあります。むし歯になりやすい人は、基本的には歯が柔らかいです。一方、なりにくい人は歯が硬い。硬さの問題は、思った以上に大きいです。

また、むし歯になりやすい人は血糖値が上がりやすく、なりにくい人は上がりにくい傾向にあります。血糖値が上がりにくければ、もし砂糖をとっても、ＤＦＴの逆流が起こりにくい。それでむし歯になりにくいのだと見ています。

ただ、むし歯になりにくい人も油断してはいけません。私の経験上、一〇〇歳になっても自分の歯がそろっている人は、柔らかい歯の人が多いです。なぜなら、歯が適当に磨り減れば歯や根に負担がかからないので長持ちするのです。

もちろん、むし歯にさえならなければという条件つきです。歯が柔らかいというハンデを背負って、それでもむし歯にならなかった人は、一生、自分の歯で食べることができる可能性が高いです。

逆に歯が硬い人は、すり減らないために折れたりしてしまう。ですから、長持ちはしない傾向があります。

また、むし歯になりにくい人は、歯周病になりやすい傾向があります。「自分はむし歯にならない体質だから」という油断が、大きな落とし穴なのです。歯が硬いからといって、歯茎は関係ありませんから注意してください。

さて、よく聞かれる質問のひとつに、こんなものがあります。

「むし歯を削ったり、抜いたりしてはいけないのはよくわかりました。でも、むし歯が痛いときはどうしたらよいですか。痛みを止める方法はありませんか?」

答えはひとつ、「食べるな」です。考えてみてください、足が痛かったら歩くでしょうか? 自然に逆らわないことが、一番治りをよくします。

食べ物を食べて、消化・吸収する行為は、それだけでエネルギーを消費します。とくに肉を食べたときは、多大なエネルギーを必要とします。動物性タンパクも、植物性たんぱくも、結果的にはアミノ酸に分解されるので同じではないかと思われがちですが、消化・吸収するときのエネルギー消費量が違うのです。

食べなければ、消化・吸収に使うエネルギーを、むし歯を治すことに使うことができます。ですから、治りが早くなる。

先ほど話に出た私の祖母は、私が風邪をひいたら「食べるな」と言っていました。ところが母は、「食べて元気をつけろ」と言っていましたが、私は祖母の言っていたことが正しいと思っています。体調の悪いときに食べようとするのは人間だけです。すべての動物は、体調が悪くなったら何も食べません。私はネコを飼っているのですが、ネコを観察していると、そうして体調を回復させていることがよくわかります。祖母の世代は、戦後のマスコミや教育に洗脳されていません。母親や私たちの世代より、きっと真実を理解していたのだろうと思います。

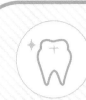

情報にまどわされないこと

私たちは間違った情報を信じ込まされています。第1章でお話しした、ドックベスト療法もしかりです。

以前、ドックベスト療法についてのある論文を翻訳していたところ、こんな一節を見つけました。

「むし歯が自然に治ったら、患者以外は誰も利益を得られなくなるため、この治療法は葬り去られた――」

私の知人で、ヨーロッパでドックベスト療法を広めているスイスの歯科医師、ニコラ・ミノッティ先生からはこんなメールをいただいたことがあります。

「これまでずっと、ドックベスト療法でむし歯が自然に治るという事実を訴えてきましたが、無視され続けています」

つまり、むし歯が自然に治ると困る人たちがいるのです。具体的な名前は挙げませんが、早く言えば医療業界と製薬業界、そして彼らからお金をもらっているマスコミです。この三つを「医療トライアングル」と私は呼んでいます。

このトライアングルは非常に強固で、断ち切ることは容易ではありません。

医療トライアングルの中で、もっとも私たちに影響を与えているのは、マスコミ、すなわちテレビの存在でしょう。祖母の世代はテレビがありませんでした。ですから、洗脳されることがなかったのだと思います。

私もたまにテレビに呼ばれますが、あれを言っちゃいけない、これを言っちゃいけないばかりです。テレビ局にお金を出しているスポンサーに不利益なことは、お伝えすることができないのです。以前、テレビによく出演されているある医師の方と、食事をする機会がありました。私は失礼ながら、「先生がテレビでおっしゃっている栄養学は、私とは真逆です」と自分なりの意見を述べさせてもらいました。すると先生は、驚くことにこうおっしゃったのです。

「そんなことはわかっていますよ。でも、テレビで真実を言うことができないのは、あなたもよくご存じでしょう?」

これがテレビの現実です。それでもまだ、テレビの情報を信じますか?

私は「テレビを見るな」とは言いません。むしろ、情報をシャットダウンするのはよくありません。テレビと真逆の意見を本やインターネットで読んだり、調べたりすることが大切だと思うのです。

「砂糖は脳を元気にする」というお菓子メーカーの宣伝を見たら、砂糖の害を提唱している人の本を読む。「肉を食べると長生きする」という食肉メーカーや外食チェーンの宣伝を見たら、「いや、そんなことはない。むしろ肉を食べるほうが短命になる」という人の話を聞く。

こんなふうに、なんでも鵜呑みにしないで、自分で勉強することが大切です。

もちろん、この本に書いてあることも鵜呑みにしないでください。私は自分の考えを押しつけるつもりはありません。本当はどうなのか、本当に正しいのか、各々が自分で判断し、理解するようにしてください。

それが本物の知識と教養を身につけるということです。

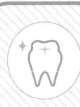

みなさんに伝えたい「チベットの教え」

私の長男が高校生のとき、突然こんなことを言い出しました。

「僕は将来、歯科医師になりたい」

私は驚いて、「よく考えろ。歯科医師以外は何をやってもいいけど、歯科医師だけはやめておけ」と諭《さと》しました。悪魔に魂を売るか、それとも私のように圧力と戦いながら生きるか——どちらの道を選ぶにせよ、苦労する人生になることは目に見えているからです。

それでも彼は初志貫徹し、歯科医師になりました。こうなった以上は、彼が「歯科医師になってよかったな」と思えるような業界を築いて、それでバトンタッチをしたいと思うようになりました。息子に限らず、若い医師たちに「あとは頼むよ」と胸を張って言えるような世界にしたいのです。

本書を書いた動機も、この思いに尽きます。業界に対して声を上げても、なかなか物事は変わらないことは、これまで嫌というほど経験してきました。みなさんのような患者さん、患者さんを持つご家族にこそ真実をお伝えし、草の根から業界が変わっていけばいいと思うのです。

幸い、私に賛同してくださる歯科医師の方も、近年増えてまいりました。この輪をさらに広げていくことが今後の目標です。

最後にみなさんにお伝えしたい言葉があります。

昨年、米国でのある学会に出席したときに出合った言葉で、詳細はわかっていないのですが、どうやらチベットに古くから伝わる教えのようです。

健康に長生きする秘訣は——
食べるのは半分に、
歩くのは二倍に、

笑うのは三倍に、
そして愛は限りなく。

The secret to living well and longer is:
eat half,
walk double,
laugh triple,
and love without measure.

短い言葉ですが、人間の本来あるべき姿が詰まっていると思います。一人ひとりがこんなふうに人生を送ることができたなら、この世界からはむし歯はもちろん、あらゆる病気がなくなるでしょう。

現状は残念ながらほど遠いですが、少しでもこんな世界に近づけるよう、私はこれからも「健康の真実」をお伝えしていきたいと思います。

おわりに

私が「削らない」「抜かない」歯科医師になった理由

最後に少しだけ私のお話をさせてください。

私が「削らない」「抜かない」むし歯治療を実践するようになって、約二〇年の歳月が流れました。

生まれ育った埼玉県ときがわ町に「小峰歯科医院」を開院したのは約四〇年前。まだ若かった私は、お世話になってきた地元の人々のお役に立とうと、一生懸命、治療にあたっていました。

ところが、開業から数年経って、こんな患者さんが増えてきたのです。

「削ってもらったむし歯が再発しました」

「治療してもらった歯が折れてしまいました」

私は絶望しました。きちんと治療したはずなのに、一体どうしてなのだろう……。

歯科医師としての自信も失いかけていました。

もっと時間をかけて患者さんと向き合わなくていけないと考えた私は、数をこなさなくてはいけない保険診療から、じっくりと時間をかけて診察ができる自由診療へと切り替えました。

また、週末は色々な勉強会に参加したり、西洋医学以外の専門家と交流を持ったりして、問題の解決法を探していました。

その過程で、本書で述べてきた「小峰式完全予防歯科プログラム」が少しずつ完成していったのです。


いまから思えば、あのときの挫折が、現在の私をつくったと言っても過言ではありません。もし何の疑問も抱かず、挫折も失敗もしていなければ、いまごろ私はほかの歯科医師と同様、相変わらず「削る」「抜く」むし歯治療をしていたに違いありません。

人生訓めいたことを言わせていただければ、挫折は次なる成長の大きなステップなのだと思います。ですから、若い方には挫折を怖れず、色々なチャレンジをしてほしいと思います。

最後になりますが、出版に際しては、総合法令出版ならびに石井晶穂さんには大変お世話になりました。心より感謝申し上げます。

そして妻にも、感謝の念を捧げます。これまで仕事ばかりの人生でしたが、あと数年でおたがい七〇代を迎えます。少しずつ家族サービスもしていくつもりなので、これからもどうぞよろしく。

最後までお読みいただき、本当にありがとうございました。

二〇一八年一一月

歯学博士・小峰歯科医院理事長　小峰一雄

小峰一雄（こみね かずお）

歯学博士・小峰歯科医院理事長
1952年生まれ。城西歯科大学（現・明海大学歯学部）卒。治療する（削る）ことで、患者の歯をダメにしていることに気づいて以来、「歯を削らない、神経を抜かない」むし歯治療「ドックベスト療法」の日本における第一人者に。また、独自の予防歯科プログラムとともにアンケートの分析結果を論拠とした食事指導も行なっている。著書に『名医は虫歯を削らない 虫歯も歯周病も「自然治癒力」で治す方法』（竹書房）、『自然治癒力が上がる食事 名医が明かす虫歯からがんまで消えていく仕組』（ユサブル）がある。ラオスヘルスサイエンス大学教授、日本全身歯科研究会会長、日本抗加齢医学会認定医（専門医）、日本口腔診断学会、AAP（アメリカ歯周病学会）会員、ICD（国際歯科学士会）常任理事。

100年歯を失わない生き方
3万人以上を診た世界的スーパードクターが教える歯の新常識

2018年12月19日　初版発行
2020年6月5日　3刷発行

著　者　小峰一雄
発行者　野村直克
発行所　総合法令出版株式会社
〒103-0001 東京都中央区日本橋小伝馬町15-18
ユニゾ小伝馬町ビル9階
電話　03-5623-5121
印刷・製本　中央精版印刷株式会社

落丁・乱丁本はお取替えいたします。

ISBN 978-4-86280-654-3
総合法令出版ホームページ　http://www.horei.com/